CONTRIBUTION A L'ÉTUDE

DE L'OVARIOTOMIE

PRATIQUÉE

PENDANT LA GROSSESSE

Par André CAYLA

Docteur en médecine de la Faculté de Paris,
Ancien externe des hôpitaux et de la Clinique d'accouchement,
Médaille de bronze de l'Assistance publique.

PARIS
A. PARENT, IMPRIMEUR DE LA FACULTÉ DE MÉDECINE
A. DAVY, Successeur
31, RUE MONSIEUR-LE-PRINCE, 31

1882

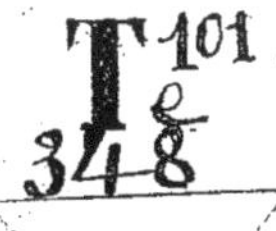

CONTRIBUTION A L'ÉTUDE

DE L'OVARIOTOMIE

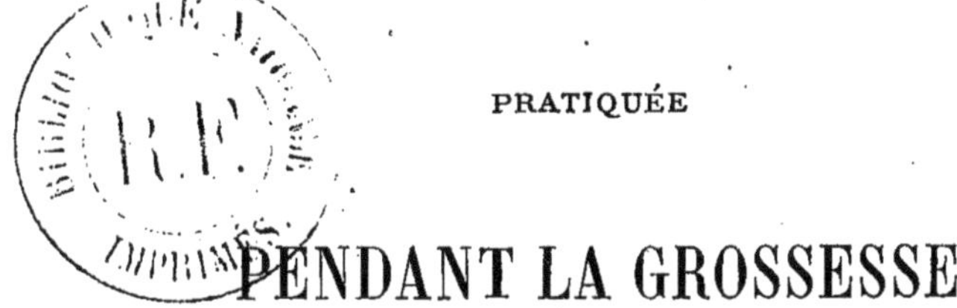

PRATIQUÉE

PENDANT LA GROSSESSE

Par André CAYLA

Docteur en médecine de la Faculté de Paris,
Ancien externe des hôpitaux et de la Clinique d'accouchement,
Médaille de bronze de l'Assistance publique.

PARIS

A. PARENT, IMPRIMEUR DE LA FACULTÉ DE MÉDECINE
A. DAVY, Successeur
31, RUE MONSIEUR-LE-PRINCE, 31

1882

A MON PÈRE LE DOCTEUR CAYLA

A MA MÈRE

A MES PARENTS

A MES AMIS

Cayla.

A MES MAITRES DANS LES HOPITAUX

A MON PRÉSIDENT DE THÈSE

M. LE PROFESSEUR U. TRÉLAT

Professeur à la Faculté de médecine,
Membre de l'Académie de médecine,
Chirurgien des hôpitaux,
Officier de la Légion d'honneur.

A M. FRÉMY

Médecin honoraire de l'Hôtel-Dieu,
Officier de la Légion d'honneur,
Externat 1878.

A M. LE PROFESSEUR GUYON

Professeur à la Faculté de médecine,
Membre de l'Académie de médecine,
Chirurgien des hôpitaux,
Chevalier de la Légion d'honneur,
Externat 1879.

A M. LE PROFESSEUR DEPAUL

Professeur à la Faculté de médecine,
Membre de l'Académie de médecine,
Chirurgien des hôpitaux,
Chevalier de la Légion d'honneur,
Externat 1880. — Premier semestre.

A M. LE PROFESSEUR POTAIN

Professeur à la Faculté de médecine,
Médecin des hôpitaux,
Chevalier de la Légion d'honneur,
Externat 1880. — Deuxième semestre.

CONTRIBUTION A L'ÉTUDE

DE L'OVARIOTOMIE

PRATIQUÉE

PENDANT LA GROSSESSE

AVANT-PROPOS.

Notre intention était d'étudier, d'une façon aussi complète que le comporte l'importance du sujet, le traitement des kystes ovariques dans la grossesse, l'accouchement et les suites de couches. Des circonstances impérieuses nous forcent à restreindre notre cadre et à n'envisager qu'à un point de vue limité l'intervention chirurgicale en pareil cas.

Nous ne ferons en conséquence que signaler rapidement le retentissement fâcheux qui peut résulter pour la grossesse elle-même de la co-existence d'un kyste ovarique, les accidents survenant du côté du kyste à l'occasion d'une grossesse, et les troubles généraux qui en résultent.

Qu'il nous soit permis de remercier ici M. le professeur agrégé Budin et M. Ribemont, chef de clinique de la Faculté, et M. Porack, chef de clinique adjoint, pour les indications bibliographiques qu'ils ont bien voulu nous donner, ainsi que pour les bienveillantes instructions qu'ils n'ont cessé de nous prodiguer durant notre externat à la Clinique d'accouchement. Merci également à M. le docteur Hirtzman, qui s'est mis obligeamment à notre disposition pour la traduction des observations allemandes contenues dans notre travail.

Ce n'est pas seulement, on le sait, pendant la grossesse que la femme est exposée à des accidents. L'époque du travail et la période qui la suit et pendant laquelle l'utérus subit les premières phases de son involution, sont trop souvent, elles aussi, traversées par des complications graves. Sans doute toute femme portant un kyste ovarique et qui devient enceinte, n'est pas vouée fatalement à des accidents qui compromettent ou sa grossesse ou ses jours. Sans doute aussi des moyens palliatifs, tels que la ponction, peuvent être mis en œuvre et amener un soulagement assez durable pour que la grossesse évolue et gagne le terme, pour que l'accouchement soit possible ou même facile ; et il ne semble pas que cette ponction soit plus souvent, qu'en dehors de l'état de grossesse, suivie d'accidents, Mais les simples moyens palliatifs ne suffisent pas toujours. La question de l'ovariotomie peut brusquement se dresser devant le chirurgien mis en face d'accidents formidables. Mais alors il est souvent trop tard et l'ovariotomie faite ainsi d'urgence et sur une femme atteinte d'accidents graves comporte évidemment avec elle un pronostic plus fâcheux.

Doit-on donc toujours attendre que ces complications surviennent pour intervenir, et n'est-on pas autorisé dans certaines circonstances à les prévenir en opérant pendant la grossesse?

Nous croyons pouvoir répondre par l'affirmative.

L'ovariotomie peut être, selon nous, pratiquée dans deux circonstances bien différentes :

1° La femme n'est pas encore atteinte d'accidents, mais l'état de son kyste fait craindre que ceux-ci ne se déclarent soit pendant la grossesse, soit pendant le travail, soit pendant les jours qui suivent la délivrance.

2° La femme est prise d'accidents pendant la gestation, accidents assez sérieux pour nécessiter de suite une intervention radicale.

Pour justifier la pratique de l'ovariotomie pendant la grossesse, il nous faut tracer un tableau rapide de ces divers accidents. Nous y trouverons les indications de cette opération.

CHAPITRE PREMIER

§ I. Influence de la grossesse sur le kyste.

Si parfois le kyste reste stationnaire malgré la succession à courte échéance de plusieurs grossesses, souvent ces accidents peuvent survenir : 1° *rupture du kyste*, 2° *torsion du pédiçule*, 3° *inflammation du kyste et suppuration.*

1° *Rupture du kyste.* — Si le liquide s'échappe dans le péritoine, la mort par inflammation aiguë de la séreuse en est la conséquence habituelle.

2° *Torsion du pédicule.* — Quel que soit le mécanisme de cette torsion, qu'elle soit due, comme on l'a pensé ou non, aux alternatives de vacuité et de distension de la vessie, le fait qui nous intéresse est que cet accident paraît survenir plus souvent pendant l'état de gestation qu'en dehors de cet état. La compression, l'étranglement des vaisseaux du pédicule qui en résultent, déterminent soit des phénomènes d'hémorrhagie, soit des phénomènes de gangrène.

3° *Inflammation et suppuration du kyste.* — Il est assez exceptionnel de voir la suppuration envahir le kyste pendant la grossesse ; mais il l'est moins d'assister à des poussées de péritonite assez fréquentes avec les kystes solides. Ces adhérences, disons-le de suite, rendront plus tard l'ovariotomie plus difficile.

§ II. — Influence du kyste sur la grossesse et sur l'état général

Un kyste déjà volumineux et dont le développement reçoit de la part de la grossesse une impulsion énergique ne tarde pas à amener des accidents de compression. La tumeur ovarique et la tumeur utérine par leur développement simultané et rapide déterminent le refoulement du diaphragme ; il en résulte une dyspnée parfois intense, et l'on peut bientôt voir sous son influence, survenir soit l'avortement, soit l'accouchement prématuré.

CHAPITRE II.

§ I. — Influence de l'accouchement sur le kyste.

La femme est arrivée au terme de la grossesse ; elle va entrer en travail. La deuxième période de celui-ci surtout va être pleine de dangers : aux contractions utérines vont en effet se joindre les efforts volontaires de la femme, et ces efforts d'expulsion pourront amener *la rupture des parois du kyste.* Le fœtus, chassé par l'utérus ou entraîné par la main de l'accoucheur, a parfois poussé une tumeur peu volumineuse du cul-de-sac de Douglas à travers le vagin, le rectum, voire même le périnée, qui peut être rompu par elle.

§ II. — Influence du kyste sur l'accouchement

Celle-ci est bien différente selon le volume, la situation et les rapports du kyste. Une tumeur volumineuse gênera les contractions utérines, amènera une obliquité utérine et ne sera pas sans exercer une influence souvent fâcheuse sur la présentation du fœtus.

Les kystes de petit volume logés encore dans l'excavation pelvienne, mettent mécaniquement obstacle au passage du fœtus. Ils agissent alors comme le ferait un rétrécissement du bassin, et exposent la malade aux mêmes dangers, à moins que la longueur de leur pédicule, leur mobilité, leur permettent de remonter au-dessus du détroit supérieur. Ils n'en sont pas moins exposés à des froissements dont les résultats fâcheux vont se montrer après la délivrance.

CHAPITRE III.

§ I. — Influence des suites de couches sur le kyste.

Que la femme soit accouchée à terme, avant terme ou qu'elle ait fait une fausse couche, elle est exposée à voir son kyste s'enflammer dans les jours qui suivent l'expulsion du produit de la conception ; et la suppuration du kyste, suppuration qui envahit quelquefois même les kystes dermoïdes, entraîne habituellement la mort des malades.

La rupture des kystes a été observée également à la suite et comme conséquence de l'inflammation de ses parois.

On a vu encore des fistules péritonéales, intestinales, vésicales ou cutanées succéder à l'ouverture du kyste.

§ II. — Influence de la tumeur sur les suites de couches.

Quant à l'influence de la tumeur sur la puerpéralité, nous nous bornerons à signaler l'inertie utérine, les hémorrhagies par défaut de retrait utérin dû aux adhérences qui unissent la tumeur à l'utérus, la métrite, la phlébite, la péritonite, la rétention des lochies par déviation du col utérin.

Tels sont les accidents nombreux qui peuvent atteindre la femme aux différentes époques de la période puerpérale.

Ces accidents ne sont pas inévitables, nous le savons bien, mais ils sont assez fréquents.

Spencer Wells (1) ne peut citer que trois femmes chez lesquelles, malgré l'existence d'un kyste ovarique, une ou plusieurs grossesses, ont pu être menées à bien, l'une d'elles a pu avoir cinq grossesses et accoucher à terme, malgré l'existence d'un kyste ovarique, dont l'évolution n'a pas cessé d'être lente.

Une autre a mis au monde deux jumeaux, et n'a été opérée que quinze mois plus tard par Spencer Wells.

La troisième avait menée à terme six grossesses. Son kyste finit d'ailleurs par se rompre, et l'ovariotomie, pratiquée alors, put la sauver.

Mais à côté de ces cas heureux et exceptionnels, que de femmes ont succombé, soit pendant la grossesse, soit pendant le travail, soit à la suite de l'accouchement. Il nous suffira d'en citer quelques exemples.

Spincer Wells cite trois exemples de mort survenue vers le septième mois de la grossesse, à la suite de la rupture du kyste ovarique. L'autopsie démontra que, dans le premier cas, la rupture avait succédé à la torsion du pédicule.

Gooch en rapporte également un cas dans Medic. and physical commentares by a Society of physicians Edinburg, vol. II, part. IV.

Pendant le travail, Litzmann a compté 24 décès sur 56 cas ; Jetter, 64 morts sur 215.

(1) Medical Times, 1865.

Playfair, donne le chiffre suivant : 6 femmes mortes sur 13.

Pendant les suites de couches, la suppuration a été fréquemment observée. Merriman (Medico-chirurg. Transact., vol. III, p. 47, éd. II. London, 1816, et vol. X, p. 55), et à. Sinopsis of diffic. parturition, append, n° XIII, p. 228.

L'expectation ne peut, dès lors, être admise en règle générale, car il est impossible de savoir, par avance, si l'on aura affaire à quelqu'un de ces kystes favorables qui n'entravent ni la grossesse, ni le travail, et qui n'amènent pas de complications au moment des suites de couches.

On peut être placé en face d'accidents, et dès lors il faut intervenir.

L'intervention peut être comprise de deux façons différentes. On peut ou s'adresser à la grossesse, que l'on fera cesser en provoquant l'avortement où l'accouchement prématuré, ou s'attaquer au kyste de l'ovaire.

L'interruption de la grossesse a été défendue par le professeur Robert Barnes (1).

Hecker, Hartmann, Honiger et Jacobi (2), ont suivi la méthode du professeur anglais. Mais la malade de Hartmann seule a survécu.

Celle de Hecker succomba le neuvième jour.

Celle de Jacobi le quatrième jour.

Les résultats ne sont donc guère encourageants. D'ailleurs il nous semble difficile d'admettre en principe un mode d'intervention qui, s'il est mis en œuvre avant la viabilité du fœtus, sacrifie la grossesse, et qui, s'il n'est em-

(1) Obst. Trans., vol. VI.
(2) Med. Zeitsch., XVI, p. 424.

ployé qu'à partir du huitième mois, doit exposer la femme pendant le travail, et pendant les suites de couches, à des accidents semblables à ceux qui seraient survenus, si elle eût été jusqu'à terme.

Le pronostic serait, d'ailleurs, encore aggravé, en pareille circonstance, de tous les dangers qui résultent de la provocation même de l'accouchement prématuré.

Ainsi, d'une part, sacrifice de l'enfant et accidents possibles résultant soit de la provocation de l'accouchement, soit de l'avortement lui-même ; d'autre part, dangers presque aussi grands au moment d'un travail prématuré qu'à l'époque du terme, avec beaucoup de chances de survie en moins pour l'enfant.

Mais ce n'est pas tout.

Admettons que la femme ait heureusement accompli sa délivrance. Elle est débarrassée de sa grossesse, mais son kyste de l'ovaire persiste, peut-être un peu plus adhérent qu'avant. Or, l'extirpation de la tumeur s'imposera tôt ou tard.

Il faudra faire alors l'ovariotomie dans de moins bonnes conditions. Sans compter que, si l'ovariotomie n'est pas pratiquée, et que de nouvelles grossesses surviennent, la femme sera chaque fois exposée aux nombreux dangers que nous avons signalés.

Aussi, croyons-nous que l'on doit réserver cette méthode pour les cas de kystes solides enclavés dans le bassin, et si adhérents qu'ils paraissent inopérables.

Dans toute autre circonstance on respectera, autant que possible, l'existence du fœtus, et c'est au kyste de l'ovaire que le chirurgien devra s'attaquer. Deux méthodes sont en présence : la ponction et l'ovariotomie. La ponction a été pratiquée pendant la grossesse par un grand nombre de chirurgiens. Spencer Wells l'a faite chez cinq malades. L'une d'elles a subi trois fois cette opération.

Celle-ci a été, chez toutes les malades, suivie d'un grand soulagement. Les douleurs, la gêne, dues à l'extrême distension de l'abdomen, disparurent. Les grossesses n'en continuèrent pas moins leur cours, et, chez toutes, l'enfant naquit vivant après un travail normal. Notons toutefois que celle des malades, qui avait subi trois fois la ponction, dut, quatre mois plus tard, subir l'ovariotomie. Le kyste était très adhérent.

Voici, d'ailleurs, le résumé de cette observation dont nous empruntons, ainsi que pour quelques autres, la traduction au Dr Cazin :

Obs. I (Spencer Wells) (1).

En novembre 1865, je pratiquai l'ovariotomie avec succès sur une femme mariée, âgée de 40 ans, quatre mois après la naissance d'un enfant à terme. J'avais ponctionné cette malade deux mois avant son accouchement. En mai 1865, le Dr Inard (de Neward) me l'avait adressée. Il l'avait ponctionnée lui-même deux fois, avril 1864 et février 1865, enlevant à chaque opération presque 4 gallons de liquide. Quand je la vis pour la première fois, elle était mariée depuis trois ans et n'avait pas eu d'enfant. Les règles diminuèrent dès le moment de son mariage et s'amoindrirent jusqu'à ce qu'elles la quittèrent en novembre 1864.

L'abdomen était très distendu, et on ne pouvait rien découvrir qu'un large kyste de l'ovaire. La malade ne pouvait pas se croire enceinte, mais le col utérin fut trouvé court et donnait la sensation du velours, et le ballottement fut distinctement perçu. L'aréole mammaire était foncée, les corpuscules bien saillants, et l'on pouvait exprimer un peu de colostrum du mamelon.

Comme la souffrance causée par la grande distension était très vive, et une intervention rapide nécessaire, je la ponctionnai le 13 mars, et pus extraire 8 pintes de liquide. On put alors sentir l'utérus développé au niveau de l'ombilic, le kyste affaissé à gauche ; on entendait battre le cœur fœtal à gauche et en bas du nombril. La ponction fut suivie d'un grand bien-être, et un enfant bien portant naquit le 20 juillet, à terme.

(1) Arch. de Tocologie, 1876, p. 410.

La mère était trop faible pour nourrir. Le kyste se remplit de nouveau et je l'enlevai à l'hôpital Samaritain, le 29 novembre 1865. Il y avait des adhérences étendues, mais la malade se remit néanmoins très bien, et eut un autre enfant en septembre 1867. J'ai appris qu'en novembre 1869 elle était très bien.

Chez deux femmes pour lesquelles Spencer Wells avait conseillé la ponction, conseil qui ne fut pas suivi, la grossesse fut extrêmement pénible et le travail long, difficile, aboutit à la naissance de deux enfants morts. L'ovariotomie pratiquée ultérieurement, chez les deux malades, ne donna qu'un succès.

Il ne semble pas que la ponction, pratiquée pendant la grossesse, soit suivie d'un plus grand nombre d'accidents que lorsqu'elle est faite en dehors de l'état de gestation. Peut-être y aurait-il à faire des réservés sur les conséquences regrettables qu'elles peuvent avoir ultérieurement grâce aux adhérences dont elles déterminent la formation.

Mais il faut reconnaître que la ponction est loin d'être applicable à tous les cas. Elle ne sera guère utilisable que que pour les kystes uniloculaires ou pauci-loculaires, à liquide peu visqueux. Or, tout le monde sait que ce sont là les kystes les moins fréquents. En outre, en dehors des adhérences, la péritonite, la suppuration du kyste qui succèdent parfois à la ponction pratiquée chez des femmes non gravides, pourront survenir également chez celles qui sont enceintes, et l'ovariotomie devra être faite alors rapidement. (Voir plus loin l'observation de Schrœder, p. 32.)

La ponction a été pratiquée assez souvent au moment du travail. Puchelt l'a pratiquée sept fois.

Trois femmes succombèrent.

Le pronostic semble donc devoir être moins favorable que pendant la grossesse.

D'ailleurs la plupart de tous ceux qui mettent obstacle à l'accouchement sont en grande partie, sinon en totalité, composées de parties solides. La ponction ne saurait être employée contre eux. Il faut en venir aux opérations de réduction qui portent sur le fœtus dont l'extraction n'est pas toujours, il s'en faut, inoffensive pour le kyste qui peut se rompre, s'enflammer, suppurer ou même se gangréner.

L'opération qui s'imposera alors est l'avariotomie. Nous n'avons pas besoin d'insister sur la gravité du pronostic de cette opération faite à cette époque.

Aux conditions défavorables qui résultent de l'état de la tumeur on doit ajouter celles non moins fâcheuses qui tiennent à ce que la femme entre dans cette période de la puerpéralité, où elle est un véritable *noli me tangere.*

Pratiquée dans ces circonstances l'ovariotomie n'est cependant pas fatale.

L'ovariotomie n'a tout d'abord été pratiquée pendant la grossesse qu'à la suite d'erreurs de diagnostic. On ignorait la grossesse dont l'existence n'était reconnue qu'après l'ouverture de la cavité peritonéale.

C'est ainsi qu'ont opéré dans certains cas Spencer Wells, Marion Sims, Atlee, Pollock, Erskine Mason, etc., etc... (voir les observations II, III, IV, V, VI).

Malgré les résultats encourageants obtenus, l'ovariotomie n'a pas été de suite acceptée par les chirurgiens.

M. le docteur Pingaud (1) considérant la grossesse comme une contre-indication de l'ovariotomie, écrivait les lignes suivantes en 1863 :

(1) Des indications et contre-indications de l'ovariotomie. Strasbourg, 1863.

« Si la grossesse existait réellement, en admettant même que le fruit ne vécût plus, il faudrait attendre pour tenter l'extirpation que l'utérus se fût vidé par les seules forces de la nature, ce qui arrivera presque certainement si le kyste est volumineux et empêche l'utérus de se développer. Dans le cas où il y aurait urgence de pratiquer l'ovariotomie il serait nécessaire, avant d'entreprendre l'opération, de provoquer l'avortement si l'enfant était mort, ou l'accouchement prématuré s'il était vivant ou viable.

« On comprendra combien cette dernière éventualité sera rare si l'on songe aux difficultés que l'utérus aura à surmonter pour arriver sans encombre au terme de la viabilité du fœtus. Il faudrait pour cela que la tumeur ovarique fût petite et restât confinée dans l'excavation. »

M. le docteur Pingaud se refuse, on le voit, à pratiquer l'ovariotomie pendant la grossesse.

Cependant déjà en 1817 Merrimann recommandait l'ablation des tumeurs qu'il pensait devoir créer un obstacle qu'on ne pouvait lever autrement.

Dans sa thèse soutenue en 1868, M. Doumairon (1) admet l'ovariotomie pendant la grossesse, tout en reconnaissant « qu'il faut des indications spéciales et pressantes pour prendre un tel parti. Quand une femme enceinte, dit-il, porte en même temps un kyste ovarique dont le développement menace la gestation et fait craindre des accidents graves pour le reste de la grossesse et pour l'accouchement, quand enfin, on a la certitude qu'elle succombera aux progrès de sa maladie avant d'être à terme, l'indication de l'ovariotomie peut être posée ; ajoutez-y que la tumeur

(1) Etude sur les kystes ovariques compliquant la grossesse, l'accouchement et la puerpéralité. Strasbourg, 1868.

doit présenter des conditions favorables pour l'ablation et que l'état général doit être relativement satisfaisant, et vous aurez réuni à peu près toutes les conditions qui justifient l'intervention radicale de la chirurgie. On agira autant que possible de bonne heure, parce qu'alors les chances sont meilleures, en raison de la facilité d'opérer et de la détérioration moins avancée de la santé de la femme.

« Pourtant si on peut attendre jusqu'au septième mois il est raisonnable de le faire, car outre l'espoir de sauver la vie de la mère, on aurait encore celui de sauver l'enfant. »

Depuis cette époque les chirurgiens, étrangers surtout, se sont enhardis, et l'ovariotomie a été faite volontairement et en connaissance de cause un bon nombre de fois. Les résultats obtenus sont des plus encourageants. On en jugera par les observations rapportées plus loin.

En France cependant nous ne connaissons que deux faits d'ovariotomie pratiqués pendant la grossesse. L'un appartient au Dr Péan, l'autre au Dr Laroyenne. M. le professeur Duplay (1) dans un mémoire sur les indications et les contre-indications de l'ovariotomie est partisan de cette opération, précédée de la ponction exploratrice ; il se demande même si la grossesse n'aurait pas une heureuse influence sur les suites de cette intervention chirurgicale.

Aussi Schroeder écrivait-il déjà dans la 4e édition de son Manuel d'accouchement, en se fondant sur les résultats obtenus par Burd, Atlee, M. Sims, Keith, Spencer Wells, chez 8 femmes : « On serait inexcusable dans les graves tumeurs de l'ovaire de se borner à la médecine expectante. D'après les observations les plus récentes ce qui paraît meilleur, c'est, si cela peut se faire dans les premiers mois

(1) Arch. gén. de méd., janvier 1879.

de la grossesse, de pratiquer l'ovariotomie. Elle n'est pas alors plus dangereuse que dans le cas ordinaire. »

Les 8 faits indiqués plus haut étaient certes des plus encourageants puisque 6 fois la grossesse ne fut pas interrompue, qu'une fois (Burd) la femme avorta deux jours après l'opération, mais guérit, et qu'une seule malade, celle d'Atlee, succomba trente jours plus tard, épuisée par des vomissements.

Depuis cette époque, les faits d'ovariotomie pratiqués pendant une grossesse reconnue ou méconnue se sont multipliés. Nous n'avons pas la prétention de les connaître tous. Mais le chiffre d'observations que nous avons pu réunir, nous paraît suffisant, pour que nous puissions : 1° considérer comme justifiée l'entreprise de l'ovariotomie chez une femme enceinte ; 2° chercher à savoir à quel moment de la grossesse il est plus favorable d'intervenir.

Nous donnons dans le cours de ce travail le résumé de 35 faits compris dans un assez long espace de temps, de 1847 à 1881.

Les opérations ont été pratiquées dans des conditions fort différentes. Tantôt la grossesse n'a été reconnue qu'au cours de l'opération, et parfois l'utérus pris pour une loge du kyste, a été blessé par le trocart ou le bistouri. Tantôt la grossesse avait été diagnostiquée, et c'est volontairement et en toute connaissance de cause que l'opérateur est intervenu. Parfois l'intervention immédiate s'est imposée, en quelque sorte par la gravité des accidents, éclatant tout d'un coup à la suite d'une ponction ou consécutivement à la torsion du pédicule, tandis que la plupart du temps l'opération a été entreprise afin de mettre un

(1) Traduit par Charpentier, p. 366.

terme à des douleurs devenues intolérables, ou pour remédier aux accidents de compression exercée par le kyste, et aux dangers d'une suffocation rendue de jour en jour plus imminente par suite des progrès rapides de la tumeur.

Les accidents semblaient ne devoir pas laisser la femme vivre jusqu'à l'époque du terme.

Nous devons diviser en deux classes les opérations, suivant qu'elles ont été ou non accompagnées de la blessure de l'utérus gravide.

PREMIERE CLASSE

OVARIOTOMIES PRATIQUÉES PENDANT UNE GROSSESSE MÉCONNUE. — BLESSURE DE L'UTÉRUS.

Nous avons recueilli, en parcourant les auteurs, 6 faits appartenant à cette première classe.

La conduite tenue alors par les chirurgiens a différé totalement. Les uns, comme Pollock et Erskine Mason, reculant devant une opération aussi grave que l'opération césarienne, se sont bornés à faire la suture de la paroi utérine. Leurs malades ont succombé.

D'autres, plus hardis, ont, à l'exemple de Spencer Wells, agrandi l'ouverture faite à l'utérus et extrait l'œuf qu'il contenait.

Nous pouvons donc subdiviser cette première classe de faits en deux groupes.

1er Groupe. — *Blessure de l'utérus.* — *Suture de la plaie utérine.*

Obs. II (Pollock) (1).

Ovariotomie pratiquée chez une femme enceinte. — L'utérus est pris pour une loge du kyste et ponctionné. — Réunion des lèvres de la plaie. — Le soir même, expulsion d'un fœtus mort. -- La femme succombe deux jours après.

Une femme fut admise dans le service de M. Pollock, pour y être traitée d'une hydropisie de l'ovaire. Neuf mois auparavant elle s'était aperçue pour la première fois d'une grosseur dans le côté gauche de l'abdomen. Cette tumeur s'accrut si rapidement et la distension de l'abdomen devint si considérable qu'elle fut ponctionnée quatre mois après avoir été reconnue.

Peu après la femme avorta. La tumeur se remplit de nouveau, et fut ponctionnée une deuxième fois à cause de la distension excessive de l'abdomen. Ceci se passait cinq semaines avant l'ovariotomie, qui fut pratiquée par M. Pollock, le 28 août. Le soulagement avait été de si courte durée que la malade consentit facilement à courir les chances d'une cure radicale par l'ovariotomie. Le kyste qui avait quelques adhérences et qui était formé par de nombreuses loges, fut enlevé. On découvrit bientôt une autre tumeur fluctuante, qu'on prit pour un kyste de l'ovaire droit ; elle fut ponctionnée et il s'en écoula un liquide clair; dans la tentative qu'on fit pour l'arracher, on reconnut que c'était un utérus gravide contenant un fœtus mort.

On convint aussitôt de ne pas passer outre et on ferma la plaie uté rine avec des sutures d'argent. La malade avait perdu 3 ou 4 onces de sang. La plaie abdominale fut fermée. Le pronostic fut regardé comme des plus graves.

Vers le soir, la malade fut prise de vives douleurs, et avorta ; l'enfant et le placenta furent expulsés. Ceci ne contribua point à produire l'épuisement qui en était attendu comme résultat, et bien que la malade fut très faible, le jour suivant elle n'éprouva pas de douleurs, et fut parfaitement tranquille; le soir, elle dit elle-même se trouver très bien

(1) Medical Times, 13 septembre 1862.

Dans la nuit elle devint très abattue et s'éteignit peu à peu. Les parents ne permirent pas l'autopsie.

Dans des circonstances un peu différentes, Erskine Mason se comporta de la même façon. Le résultat fut tout aussi désastreux. L'auteur s'était simplement proposé de ponctionner le kyste. Il s'écoula du sang à travers le trocart. La laparotomie, faite séance tenante, permit de suturer l'utérus, puis de pratiquer l'extirpation du kyste ovarien.

Obs III (résumée) (Erskine Mason) (1).

Pour vider le kyste on se servit du trocart de Spencer Wells. L'auteur vit alors sortir à travers la canule du sang et constata que l'instrument avait perforé l'utérus gravide au niveau de l'insertion placentaire.

L'opérateur fit aussitôt la laparotomie, puis il sutura l'utérus avec du catgut, et pratiqua l'extirpation du kyste ovarique.

Malgré l'emploi des précautions antiseptiques les plus rigoureuses, la femme succomba dix-huit heures plus tard, après avoir expulsé un fœtus de 5 à 6 mois.

2e Groupe. — *Blessure de l'utérus. — Opération césarienne.*

La suture de l'utérus blessé n'a pas, on le voit, donné des résultats favorables. L'opération césarienne, pratiquée d'urgence, dans des conditions analogues a, par contre, été plus souvent suivie de guérison. On en jugera facilement par la lecture des faits suivants :

(1) Mouvement médic., 19 janvier 1878.

Obs. IV (Spencer Wells).

Ovariotomie pendant la grossesse. — Blessure de l'utérus. — Opération césarienne. — Guérison.

Kyste multiloculaire situé au devant de l'utérus avec grossesse méconnue. Ovariotomie.

La matrice est prise par une loge de la tumeur ; on l'ouvre et on en retire un fœtus de 5 mois. Guérison.

Le 18 avril 1865, une femme âgée de 24 ans, affectée d'un kyste de l'ovaire, m'appela en consultation. Mariée depuis deux ans et demi ; pas d'avortement.

En septembre 1863 elle avait mis au monde un enfant, actuellement âgé de 19 mois, et qu'elle avait nourri pendant 14 mois. Pendant tout ce temps les règles furent absentes, en novembre elles se rétablirent, et, au moment où je la vis, la dernière période avait eu lieu quinze jours auparavant. L'abdomen était aussi développé que celui d'une femme, au septième mois de la grossesse. Le développement était dû à un kyste multiloculaire placé en haut, et à plusieurs petits kystes placés en bas. Le vagin était normal. et on sentait distinctement la tumeur déprimant la paroi antérieure et repoussant l'utérus en arrière. La malade souffrait depuis son dernier accouchement, et on avait constaté une dureté des intestins en août 1864.

L'accroissement du ventre fut graduel. On soupçonna une grossesse jusqu'à ce que le retour des règles fit rejeter cette supposition. Le diagnostic définitif fut celui d'un kyste en connexion avec l'utérus. La femme fut opérée le 14 août.

Après avoir enlevé le kyste de l'ovaire gauche on trouva une autre tumeur que l'on prit pour un kyste de l'ovaire droit. On la ponctionna, et, il s'en échappa deux ou trois pintes de sang. La trompe se trouvait à la partie supérieure de cette tumeur, de là je conclus que c'était l'utérus.

Quand je retirai le trocart, il s'échappa par l'ouverture une petite masse douce, spongieuse et saignante ; une légère compression fit sortir une certaine quantité de liquide amniotique. On agrandit l'ouverture et on en retira un fœtus d'environ 5 mois. Le placenta fut ensuite enlevé et on lia les vaisseaux. Il y a des symptômes de péritonite ; le quinzième jour les ligatures tombèrent, et la femme finit par se rétablir complètement. Le 24 septembre elle quittait l'hôpital.

Obs. V (résumée).

Kyste ovarique. — Grossesse. — Ovariotomie. — Blessure de l'utérus.
Opération césarienne. — Guérison. (Hillas) (1).

L'opérateur, pendant l'ovariotomie chez une femme enceinte de huit mois, blesse par mégarde l'utérus. Il fait alors l'opération césarienne et suture l'utérus avec du fil d'argent. Pédicule de la tumeur avec clamp. Guérison et sortie de la femme à la sixième semaine.

Il en fut de même encore dans l'observation suivante, empruntée à O. Lambert (2).

Obs. VI.

Tumeur kystique uniloculaire. — Opération compliquée d'opération césarienne.

Femme 19 ans, a été ponctionnée il y a dix mois. Opération le 15 janvier 1876. On emploie comme anesthésiques le protoxyde d'azote et l'éther. Après l'ouverture de l'abdomen, on ponctionne la tumeur qui se présente et qui se trouve être l'utérus gravide. Hémorrhagie abondante par lésion de l'insertion placentaire. L'erreur reconnue, on sort le fœtus et ses annexes, et on passe un cathéter par le col utérin pour établir sa perméabilité. La paroi utérine est fermée par trois ligatures de catgut. Puis on ponctionne la tumeur ovarienne et on l'enlève. Le pédicule touché au fer rouge est récliné.

Guérison complète en trois semaines,

L'observation suivante de Byford (Chicago), est encore un exemple de guérison, obtenue à la suite d'une dou-

(1) Australian med. Soc., 1875, 24 fév.
(2) Lancet, 1879, 29 mai.

ble opération d'ovariomie et de section césarienne. Il est à remarquer que, dans ce cas, l'opérateur n'avait pas blessé par inadvertance l'utérus, mais que c'est bien volontairement qu'a été ouvert et vidé l'utérus.

Obs. VII (1).

Un médecin de la campagne consulta Byford pour un kyste ovarien qui se serait développé chez une femme non mariée de 23 ans.

La tumeur s'était développée dans l'espace d'un an, et avait surtout beaucoup augmentée depuis 6 mois. Règles disparues depuis quelques mois. Diagnostic probable d'un kyste ovarien uniloculaire ; trois semaines après, ovariotomie, incision de trois pouces de long, pas d'adhérences à la paroi antérieure. Après l'évacuation de 12 ou 13 litres de liquide jaunatre, on reconnait qu'en arrière, contre le kyste vidé, existe une deuxième tumeur, élastique, et qui semble être un deuxième kyste Pour faciliter l'ablation du tout ensemble, on y plonge un trocart. L'instrument rencontre une résistance notable, et il s'écoule du sang par la canule. On élargit la plaie abdominale et on reconnait que le kyste n'est réuni que par des adhérences légères au deuxième, qui est alors reconnu, et sans hésitation, pour l'utérus gravide.

L'opérateur se décide à le vider par une incision de quatre pouces faite sur ce point, et dirigée dans le sens longitudinal.

L'incision porte sur le placenta qu'on détache rapidement avec les doigts, et on découvre tout le plan latéral du fœtus. Une légère traction amène un enfant de 6 mois et demi mort, on retire de même les membranes et on referme la plaie utérine par des sutures de soie.

Utérus très contracté. Il ne tombe ni sang ni liquide amniotique dans le ventre. Afin de permettre la libre sortie des liquides par le col utérin, on le dilate légèrement avec le doigt, puis on y laisse pendant quelques heures un cathéter élastique assez gros. Le pédicule est lié en deux points avec de la soie, récliné, et les fils sont maintenus au dehors au niveau de l'angle inférieur de la plaie ; la plaie abdominale est fermée par une suture à nœuds et recouverte de ouate phéniquée.

Guérison sans accident.

L'ovariotomie pratiquée sans que la grossesse fût reconnue à l'avance n'a pas toujours, fort heureusement,

(1) Americ. Jal of obs., janvier 1879.

entraîné la blessure de l'utérus. Dans plusieurs observations, celles de Burd, Atlee, Marion Sims entre autres, ce n'est qu'après l'incision des parois abdominales ou même après l'ablation du kyste que l'on aperçut la tumeur constituée par l'utérus gravide et qu'on en reconnut la nature.

L'opération put être terminée sans que l'utérus fût intéressé. Les observations de ces faits constitueront notre seconde classe.

Les succès plus ou moins complets, et par ces mots nous voulons indiquer la conservation ou l'interruption de la grossesse, obtenus par les chirurgiens qui avaient ainsi au début de leur opération méconnu la grossesse, montrèrent nettement que l'état de gestation n'était pas une contre-indication absolue à l'ovariotomie. On pouvait sauver les malades, on pouvait même voir la grossesse continuer son cours. Les succès, plus probants que les raisonnements *a priori*, se sont multipliés depuis quelques années, et il n'est pas irrationnel de croire qu'ils deviendront de jour en jour plus nombreux.

DEUXIÈME CLASSE.

OVARIOTOMIES SANS BLESSURE DE L'UTÉRUS.

Nous pouvons ranger les observations que nous avons trouvées dans les auteurs en trois groupes :

1er GROUPE. — *Ovariotomies suivies d'interruption de la grossesse et de mort.*

2e Groupe. — *Ovariotomies suivies d'interruption de la grossesse et de guérison.*

3e Groupe. — *Ovariotomies avec continuation de la grossesse et guérison.*

1e Groupe. — *Ovariotomies suivies d'interruption de la grossesse et de mort.*

Nous devons tout d'abord mentionner l'observation suivante due à Spencer Wells. On remarquera que l'étagénéral de la femme était des plus mauvais au moment de l'opération. La température n'est pas indiquée, mais avec un pouls battant 140 à 150 fois par minute, il est probable qu'elle n'était pas beaucoup inférieure à 40°, si même elle ne dépassait pas ce chiffre. Or, on sait que l'élévation de la température est une cause puissante d'interruption de la grossesse. Nous ne savons donc pas trop quelle est la part de l'opération dans les résultats fâcheux qui ont suivi l'intervention chirurgicale.

Obs. VIII. (Spencer Wells), mars 1876 (1).

Femme de 38 ans. Le ventre est énormément distendu. Une ponction soulage la malade.

Etat général mauvais, pouls 140-150.

L'opération fut néanmoins décidée et faite en mars 1876. La tumeur pesait 40 livres. Six heures après l'opération, les douleurs apparaissent.

Naissance d'un fœtus de six mois.

La mère mourut le septième jour après l'opération.

(1) Med. Transact., vol. XIX, 1877.

Il est difficile également de dire quelle est la part de l'ovariotomie dans l'issue funeste survenue 30 jours après une opération pratiquée par Atlee (1), et à la suite de laquelle la malade ne put être nourrie.

Obs. IX. — (Atlee).

Ablation de deux kystes pendant une grossesse de deux mois.
Pas d'avortement. — Mort au bout de trente jours.

Le docteur Atlee, de Philadelphie, pratiqua, en novembre 1850, une ovariotomie chez une femme dont la grossesse n'avait pas été reconnue. Après avoir enlevé deux grands kystes pesant 21 livres, on aperçut l'utérus gravide arrivé au deuxième mois environ.

Il n'y eut pas d'avortement, mais l'opération fut suivie d'une si grande inflammation d'estomac, tenant sans doute à l'état de grossesse, que la malade ne put être nourrie, et mourut de marasme au bout de trente jours.

2e Groupe. — *Ovariotomies suivies d'interruption de la grossesse et de guérison.*

La grossesse a été interrompue à des époques variables. Le plus souvent c'est quelques heures ou quelques jours après l'opération que l'avortement ou que l'accouchement prématuré se sont produits. Parfois l'utérus ne s'est prématurément débarrassé de l'œuf que beaucoup plus tard, plusieurs semaines après l'opération. Nous aurions voulu avoir des détails précis sur les phénomènes qui avaient précédé ces accidents, sur les circonstances au milieu desquelles il s'était produit. Mais les observations trop laconiques ne nous ont pas renseigné sur ce point et nous

(1) Génér. and diff. diagnos., p. 222, Cas 63.

avons cru devoir ranger à part, et porter au passif de l'ovariotomie, les faits dans lesquels la femme qui avait subi cette opération accouchait avant l'époque du terme, quel que fût l'intervalle de temps qui séparait la date de l'opération de celle de l'avortement ou de l'accouchement prématuré. Peut-être l'ovariotomie est-elle hors de cause, mais peut-être a-t-elle été indirectement, par suite de quelques complications non consignées dans les observations, l'origine de l'interruption de la grossesse.

Obs X. — (Burd) (1).

Kyste multiloculaire de l'ovaire droit, situé au devant de l'utérus; grossesse arrivée au quatrième mois et méconnue. — Ovariotomie. — Deux jours après avortement. — Guérison.

Anna Jones, âgée de 25 ans, d'une taille au-dessus de la moyenne et d'une forte constitution, fut admise à Salop infirmary le 28 février 1848.

Mariée depuis 4 ans, elle a eu trois enfants, et a toujours joui d'une bonne santé jusqu'à son dernier accouchement, lequel a eu lieu il y a sept mois, et après lequel elle découvrit pour la première fois le volume de son abdomen. D'après elle, il serait presque aussi large qu'avant son accouchement. Son enfant est fort et bien portant; le travail n'avait pas été difficile, et toutes ses couches précédentes ont été favorables. Environ un mois après avoir mis au monde son dernier enfant, elle perçut dans l'abdomen une tumeur dure qui est restée à peu près stationnaire; elle dit que la tumeur suit les mouvements quand elle change de position. Elle est volumineuse, siège à droite; ses attaches paraissent lâches, la fluctuation est peu évidente. Le 1er avril 1846, le volume du kyste n'a pas changé; l'état général de la femme est bon. La femme retourne chez elle.

Le 5 septembre elle revient avec un accroissement considérable du ventre; la fluctuation est très distincte. Elle dit avoir été réglée exactement depuis son retour chez elle, et avoir vu, pour la dernière fois, il

(1) Med. chirurg. Transact., t. XXX, p. 95, 1847.

y a six semaines, époque où l'écoulement fut très abondant. Les seins sont mous, les mamelons ne sont pas plus bruns que chez les femmes qui ont eu des enfants. Elle était convaincue qu'elle n'était pas enceinte, puisqu'elle ne ressentait aucun des symptômes de ses grossesses précédentes.

L'examen vaginal ne donna aucune preuve de son état; le col utérin ne pouvait être atteint avec le doigt. On chercha encore les signes stéthoscopiques, et on ne les trouva pas; par conséquent, la position de la tumeur ne fit plus l'ombre d'un doute. On consulta des autorités médicales, et l'opinion générale fut en faveur de l'enlèvement de la tumeur. On prévint la malade des conséquences possibles de l'opération, et on lui dit aussi qu'elle pouvait espérer un soulagement passager en se faisant ponctionner.

L'ovariotomie fut pratiquée le 15 septembre 1846, à midi. La tumeur était multiloculaire et ne présentait pas d'adhérences; la ponction d'une loge donna trois gallons de liquide.

En tirant la tumeur au dehors, on aperçut l'utérus gravide, on le supposa au troisième ou quatrième mois. Le pédicule était épais et large et on fut obligé de poser plusieurs ligatures.

On fit la réunion de la plaie. La tumeur, enlevée et examinée, était composée de plusieurs sacs entourés en quelques endroits de matières solides; tous ces sacs étaient situés antérieurement, ce qui donnait à la tumeur son aspect irrégulier.

Cette tumeur étant située antérieurement, il eût été impossible de la viper par la ponction, et, en tous cas, la matière solide serait restée après l'opération. Les parois du kyste étaient épaisses, dures, et toute la tumeur, avec son contenu, pouvait peser à peu près cinquante livres.

Le lendemain, il y a eu des vomissements, des douleurs abdominales, de la dysurie.

Deux jours après, la femme avorta; le travail fut facile; le fœtus était vivant, mais non viable. Le placenta fut expulsé une heure après, et on administra dix gros d'ergot de seigle. Aucune hémorrhagie ne s'ensuivit, et la femme alla bien jusqu'au vingtième jour, où elle prit une péritonite.

Heureusement elle en guérit, et quitta l'hôpital le 15 novembre, capable de reprendre bientôt sans inconvénients son travail de domestique.

OBS. XI. — Braun (1).

Ovariotomie chez une femme reconnue enceinte de 4 à 5 mois ; précautions antiseptiques les plus grandes ; spray phéniqué ; pédicule avec clamp ; le deuxième jour, avortement ; guérison de la fissure et rupture d'un abcès du bassin dans la vessie au vingt-cinquième jour.

OBS. XII. — Spencer Wells (2).

Femme de 32 ans, 7 enfants, admise à l'hôpital en 1878. Ventre très distendu. Une ponction. sans grand résultat, est suivie quelque temps après d'une ovariotomie, le 3 août tumeur ovarienne multiloculaire du côté droit, de 36 livres ; clamp posé en prévision d'une hémorrhagie, puis enlevé, et remplacé par des sutures.

Vingt-quatre heures après, contractions utérines ; le Dr Bancock ponctionne les membranes au bout de trente-six heures. L'enfant vient facilement, âgé de 7 mois, et mourut au bout de trois heures. Hémrhagie considérable. Ergot à haute dose. Guérison rapide.

La femme redevient enceinte aussitôt, accoucha en décembre 73. puis en mars 76, et elle attendait un nouvel accouchement pour juillet 77.

OBS. XIII Péan (3).

Coupart, juin 76, 36 ans. Ponction il y a un mois, 22 litres de liquide filant comme du sirop. Troubles digestifs, règles supprimées depuis sept mois. Au moment de l'opération, volume du ventre dépassant celui d'une grossesse à terme. Sensation d'une tumeur mollasse superficielle. Plus profondément, tumeur plus consistante et plus fixe. Ventre symétriquement développé, Incision dépassant en haut l'ombilic de 4 centimètres. Vascularité des parois non augmentée. En écartant les lèvres de la plaie, on aperçoit l'utérus gravide. Au-dessus, et occupant la moitié droite du ventre, la poche kystique, saisie et attirée au moyen de fortes pinces, on la ponctionne : 6 litres de liquide visqueux. Attrac-

(1) Berlin. klin., Vochen., 1875.
(2) Transact. of obstetric. Society, vol XIX, p. 185, 1877.
(3) Cliniques de Péan.

tion graduelle de la tumeur sur la face antéro-postérieure de laquelle existent des adhérences de nouvelle formation. Une ligature perdue, le reste n'est pas adhérent : on attire tout le tissu au dehors. Trompe normale. Le pédicule, du volume du pouce de 10 centimètres de long, vient de l'ovaire droit, il est lié en deux moitiés, et fixé à l'angle inférieur de la plaie. *Guérison*. Cinquième jour, avortement, fœtus 4 mois et demi, faux travail deux jours avant, santé parfaite deux mois après.

Obs. XIV. — Schroeder (1).

Femme S.*l*., 36 ans, a déjà eu onze accouchements et un abdomen toujours très gros. Dans sa douzième grossesse et au septième mois, la distension du ventre devient colossale, et les douleurs sont si pénibles qu'il semble nécessaire de réduire ce volume. On fait en conséquence l'ovariotomie le 30 avril 1878. L'utérus s'est tourné sur son axe, de façon quele pédicule court du kystome droit, se trouve tout à fait en arrière. La ligature du ligament large, épanoui et très tranchant, donne quelques difficultés. La convalescence est troublée par une température élevée et une accélération du pouls.

Le 4 mai, accouchement prématuré d'un enfant de 28 semaines environ, lequel meurt au bout de quatre jours. Après l'accouchement, la mère se rétablit tout à fait,

Le 14 mai 1879, les menstrues manquent depuis quatre mois ; l'utérus offre une grosseur correspondant à cette époque.

Le 8 novembre 1879, accouchement normal d'un enfant vivant.

L'utérus se débarassa vite encore du produit de conception (2) dans l'observation suivante, due à Pippingskjoeld d'Helsingfors (Finlande).

Obs. XV. — Pippingskjoeld (2).

Femme de 41 ans, est admise le 29 janvier 1879, à la clinique gyne cologique de Helsingfors, avec le diagnostic : ascite, tumeur ovarienne et grossesse probable.

(1) M. Zeitschrift f. Gebursk., 1880.
(2) Finska Lackareelckopte Handlinga, 1881, n° 2.

Le 2 février, on obtient, par une ponction, 12 litres d'un liquide visqueux, colloïde. La dyspnée persistant, nécessite plus tard une autre ponction qui ne donne que quelques litres.

Le 8 mars, ovariotomie. Le pédicule est uni par onze ligatures de soie et récliné. Pendant l'opération, on reconnaît une grossesse de neuf mois. L'utérus était recouvert par le kyste, qui contenait 8 litres de liquide et pesait 6 kilogrammes. On retire environ 10 litres de liquide ascitique. Peu après l'opération, les contractions apparaissent, et sept heures après on rompt les membranes, et on retire un enfant mort du poids de 2 kilogrammes et demi. On attribue la mort à des hémorrhagies placentaires antérieures. La femme guérit.

Il est vrai que dans quelques cas l'opérateur a eu la main forcée en quelque sorte, et qu'il a dû intervenir au milieu des accidents les plus graves, menaçant la vie de la femme.

C'est ainsi que dans un cas C. Schroeder vit la ponction d'un kyste être suivie de suppuration et fut obligé de pratiquer l'ablation de la tumeur. La fièvre s'élevait à 40°, 2. Là encore on est évidemment en droit de se demander si l'ovariotomie a été réellement la cause déterminante de l'avortement ou si celui-ci n'est pas plutôt imputable à l'élévation de la température et au cortège de phénomènes fébriles liés à la suppuration du kyste. L'avortement ne survint cependant qu'au treizième jour.

Obs. XVI. — Schrœder (1).

Femme G..., 29 ans, a déjà eu un accouchement, au mois de janvier 1876. En mars 1876, elle est ponctionnée. Dernières règles, fin juin 76.

Vu le prolapsus de l'utérus gravide rétrofléchi et la rétention d'urine, le kystome est ponctionné le 7 octobre 76. Suppuration du kyste, avec fièvre montant à 40,2. Procidence et rétention d'urine.

Ovariotomie le 30 octobre 1876 sans difficulté. La fièvre tombe. Ex-

(1) M. Zeitschrift f. Geb., 1880.

sudat du côté droit. Avortement au treizième jour. Guérison radieale. Aussitôt après sa sortie, nouvelle conception. Dans sa grossesse elle eut de violentes douleurs abdominales, qui la forcèrent à garder le lit d'une façon presque continue.

Le 14 octobre 77, accouchement à terme normal en présentation des pieds.

Au mois de mars 1879, dernière période dans la grossesse, nouvelles douleurs, si violentes, qu'elle dut garder le lit, ventre pendulum plus accusé, hernie ventrale partielle.

Le 27 octobre 1879, la version amène un garçon placé en deuxième place transversale, avec prolapsus du cordon.

L'époque de l'interruption de la grossesse a été bien plus tardive encore dans le cas suivant, où l'opération n'a été faite que vers le septième mois de la grossesse, puisque l'accouchement ne s'est fait que 26 jours plus tard.

Obs. XVII. — Spencer Wells (1).

Femme de 27 ans, enceinte de sept mois, est opérée au mois de décembre 1876, d'une tumeur ovarienne de 6 kilogrammes.

Guérison.

L'accouchement se fait normalement vingt-cinq jours après l'opération. L'enfant n'a vécu que vingt-six heures.

La femme se portait encore bien en mai 1877. Menstrues normales.

Il en a été de même dans l'observation de Whyte. (2)

Obs. XVIII (résumée).

Une femme se trouvait enceinte au moment de l'opération. Elle guérit, puis accouche trois mois après d'un enfant mort. Des injections de 0,02 centigrammes de morphine, pratiquées toutes les deux heures, ne purent arrêter la marche du travail.

(1) Transact., vol. XX, 1877.

(2) Med. Times and Gaz., vol. I, nº 1555, 1880, 17 avril, p. 423.

L'enfant était-il mort depuis longtemps et macéré ? Sa mort datait-elle de l'ovariotomie ou ne s'est-elle produite qu'au moment même du travail ? c'est ce que l'observation ne nous permet pas de dire.

Dans le fait suivant, l'avortement survînt 7 semaines après l'opération. Il est difficile là encore de faire la part de celle-ci dans la détermination de l'accident.

Obs. XIX. — Schrœder (1).

Femme E..., 34 ans, a déjà eu quatre couches, la dernière il y a six ans. D'après son médecin traitant, elle aurait eu une péritonite, il y a quatre ans, et l'on découvrit alors une tumeur que l'on crut être ovarienne, et plus tard un myome utérin.

Les règles ont disparu depuis quatre mois et, depuis, la tumeur a beaucoup augmenté. Elle a été sondée après la disparition des règles.

Le 16 janvier 1880, on lui donne du chloroforme. Dans l'abdomen, on trouve une tumeur grosse, en partie élastique, qui dépasse l'ombilic d'un travers de main et un peu à droite. A sa gauche et latéralement, et séparée par une anse intestinale, se trouve une autre tumeur molle de la consistance d'un utérus gravide. La portion vaginale du col est très haute, à gauche et en arrière de la symphyse. Dans le cul-de-sac postérieur du vagin, on sent une tumeur grosse, élastique, qui semble être l'utérus gravide rétrofléchi. A un examen plus attentif, on reconnaît une tumeur kystique qui se relie au côté droit de l'utérus par un pédicule court, très tendu. Au-dessus de ce kyste, on sent une autre tumeur élastique.

Dix jours après, nouvel examen. La grosse tumeur du côté droit a notablement augmenté, et presse à droite le plancher costal. Tout le reste, comme auparavant.

L'importance de cette découverte était très grave. D'abord, était-il certain que la tumeur, située du côté gauche, à consistance caractéristique, se continuant avec le col, et séparée de la tumeur droite, était l'utérus gravide ?

Mais qu'étaient ces tumeurs, situées à droite de l'utérus ? Si celle qui était dans le petit bassin était un kyste, la plus grosse, qui était

(1) Loc. cit.

aussi à droite, devait être un fibrokyste ? Nous verrons que cette idée était erronée.

Que faire ? La distension du ventre, à l'époque moyenne de la grossesse, était telle qu'il ne fallait pas songer à arriver au tissu sans accidents. Il surviendrait quelque chose dans les semaines suivantes. La malade avait peu de goût pour un avortement qui aurait fait périr l'en·ant, sans lui enlever ses tumeurs.

La ponction n'aurait procuré qu'un soulagement passager.

Enfin, je conclus à la laparotomie. Elle fut exécutée le 31 janvier 1880. A la section, on ne peut trouver nulle part de limite entre le péritoine et la paroi tumorale, et on dut alors prolonger la section jusqu'à la partie supérieure, c'est-à-dire au niveau de l'appendice xyphoïde. Ici encore, il y avait quelques adhérences si intimes qu'en cherchant à les diviser, le kyste fut ouvert et il s'écoula un liquide onctueux (détritus et cristaux de cholestérine). La tumeur est adhérente dans toute son énorme périphérie ; nulle part on ne trouve de place libre. Décortication difficile. Nombreuses ligatures. On ne trouve pas de pédicule particulier. Les pseudo-membranes de la tumeur s'étendent sur le bord droit et jusque sur la partie droite de la surface utérine.

Après cette décortication difficile, on voit que la tumeur du petit bassin forme une partie d'une tumeur à quatre compartiments, qui correspond à l'ovaire gauche. Elle est tournée autour de l'utérus et embrasse out son bord droit. A l'examen, on avait eu l'impression d'un pédicule qui n'existait pas à droite, mais seulement à gauche. La tumeur est facilement limitée, et l'opération marche assez bien, sauf que les parois abdominales, maintenant trop vastes, perdent beaucoup de sang par les surfaces arrachées de la tumeur. Alors, je forme un pli qui comprend les surfaces saignantes, et la base de ce pli est réunie par un fil la traversant de gauche à droite, puis de droite à gauche, et on lie les deux bouts à gauche. L'espace abdominal est ainsi diminué, et les surfaces saignantes sont étanchées par la compression.

Convalescence normale ; une parotidite survenue ne trouble pas son cours.

Dans la nuit du 19 au 20 mars 1880, c'est-à-dire sept semaines après l'opération, avortement d'un fœtus vivant qui mourut bientôt. Suites de couches normales, mais elle perdit continuellement un peu de sang, si bien que le onzième jour on explore la cavité utérine. De plus, il y avait des symptômes de septicémie. Aussitôt après l'emploi des désinfectants, convalescence, mais on la maintient au lit.

Dans ce cas intéressant, il s'agissait donc d'une tumeur ovarienne droite, ayant par suite de torsion occassionné une péritonite quatre ans auparavant. Le pédicule s'était arraché, mais il s'était fait des adhérences tout autour. L'ovaire gauche s'était aussi transformé en tumeur que le défaut d'espace avait transformé en tumeur à quatre lobes. Malgré ces deux tumeurs, la grossesse s'était produite (le corps jaune était à la base de la tumeur quadrilobée) et l'utérus s'était développé dans tous les sens possibles, à gauche et en arrière, de sorte que la tumeur gauche avait été reportée vers la droite.

IIIe GROUPE. — *Ovariotomie. — Continuation de la grossesse. — Accouchement à terme.*

Dans ce groupe d'observations, les conséquences de l'ovariotomie ont été des plus heureuses. Les suites immédiates de l'opération furent le plus ordinairement simples, l'accouchement eu lieu à terme facilement et plus d'une des malades ainsi débarrassée de son kyste a pu de nouveau concevoir et accoucher sans aucun accident. Spencer Wells et Schroeder ont l'un et l'autre obtenu plusieurs fois des résultats véritablement remarquables.

La grossesse avait parfois été méconnue, ainsi que cela résulte des observations d'Attlee, de Marion Sims, le plus souvent les opérateurs avaient fait le diagnostic.

OBS. XX. — Attlee (1).

On pratiqua l'ovariotomie sans que l'on put songer à une grossesse. Guérison. Au bout de sept mois exactement, la patiente accoucha d'un enfant à terme.

(1) Loc. cit., p. 237.

OBS. XXI. — Marion Sims (1).

Ovariotomie pratiquée pendant une grossesse méconnue et arrivée au troisième moi . — Guérison de la femme. — Continuation de la grossesse et accouchement heureux à terme.

Une dame de 33 ans, mère de cinq enfants, dont le plus jeune a 5 ans, déclare avoir été affectée d'une tumeur quelque temps après son dernier accouchement. L'ovariotomie fut pratiquée à New-York en avril 1862.

A cette époque, la femme était enceinte de trois mois sans le savoir. Elle guérit sans avoir couru le moindre péril, arriva à terme, et accoucha heureusement d'une belle fille. Dix-huit à vingt mois après, elle donna naissance à un autre enfant vigoureux. Elle jouit maintenant d'une excellente santé.

OBS. XXII. — Spencer Wells (2).

La femme d'un propriétaire d'hôtel, âgée de 36 ans, mère de huit enfants, consulta d'abord M. Bateman le 23 juillet 1869. Une tumeur abdominale qui avait présenté un développement lent après la naissance de jumeaux six ans auparavant, mais qui n'avait pas empêché la mise au monde de six enfants, avait quinze jours auparavant et subitement augmenté de volume, après une attaque de violentes douleurs dans le ventre accompagnée de vomissements et de fièvre. A sa visite, M. Bateman « considéra la situation pleine de périls, » car, malgré une diminution dans la sensibilité de l'abdomen, l'épanchement s'accusait davantage. Il y avait une difficulté considérable à respirer ; dans la position couchée, une grande agitation ; l'urine était rare et foncée, et chargée de lithiases.

Le diagnostic fut : une tumeur ovarienne du côté droit, ascite, grossesse d'environ trois mois.

Sur le désir de M. Bateman, je vis la malade le 13 août et partageai complètement son avis quant à la présence d'une tumeur de l'ovaire entourée de liquide épanché dans la cavité péritonéale et déprimant le cul-de-sac recto-vaginal ; j'admis de même l'existence d'une grossesse

(1) Medic. Times, 1865, 30 septembre.
(2) Loc. cit.

atteignant à peu près le commencement du quatrième mois. Nous arrivâmes à cette conclusion (je cite M. Bateman) que ce liquide épanché venait de l'ovaire, l'attaque soudaine de douleurs abdominales pour laquelle il avait été appelé, se rattachant, en toute probabilité, à la rupture d'un point de la paroi d'un kyste multiloculaire et à l'issue du contenu d'une poche volumineuse. La douleur, la sensibilité à la pression, la température élevée, le pouls rapide, la langue sèche et les vomissements, tout concordait à faire admettre une péritonite diffuse et un état nécessitant une intervention immédiate. Le jour suivant, je pratiquai l'ovariotomie, habilement aidé par M. Bateman, le Dr Jagielski, et par le professeur Neugebauer (de Varsovie). Le Dr Junker administrait le bichlorure de mithylène avec soin et son succès habituels.

Notre diagnostic fut entièrement justifié : il y avait une injection générale du péritoine sans épanchement récent de lymphe, il n'existait d'adhérence qu'avec l'épiploon. La tumeur avec son contenu et le liquide dont il était environné, pesaient ensemble 37 livres. Je pris un soin extrême à nettoyer avec l'éponge tout le liquide ovarien avant de fermer la plaie.

La malade se rétablit promptement, alla de Londres à Ranesgate, vingt-huit jours après l'opération, avec très peu de fatigue, elle revint en excellente santé et la grossesse a continué sans présenter de symptômes particuliers.

Dans *the Lancet* du 19 mars 1870, M. Bateman annonça que cette dame avait été heureusement délivrée d'un enfant vivant, le 18 février, après un travail normal et qu'elle avait eu de bonnes suites de couches. Mais elle mourut en 1871 d'une affection maligne de l'utérus.

Obs. XXIII. — Spencer Wells (1).

Dans ce cas, je me trouvais avec M. Goddard (d'Islington), et j'éprouve une grande satisfaction en reproduisant le travail fait à présent à la Société obstétricale avec les réflexions judicieuses dont il l'a enrichie.

En août 1869, je donnai mes soins à une dame âgée de 28 ans, dans un cinquième accouchement. Elle s'était mariée en 1863 et son enfant le plus âgé était né la même année. Elle fit une fausse couche en 1868, après la délivrance. En 1869, on remarqua dans l'abdomen une certaine plénitude qui n'avait pas été observée après ces couches produites, et qui petit à petit se dessina davantage. Depuis quatre ans elle avait essenti des douleurs dans l'aine et la hanche. En avril 1870, M. Spen-

(1) Loc. cit.

cer Wells la vit avec moi, et confirma mon opinion que nous étions en présence d'un kyste ovarien très volumineux. Mais comme la santé générale était bonne et qu'il n'y avait aucun symptôme urgent, nous décidâmes de remettre à plus tard toute idée de traitement chirurgical. Le 17 octobre 1870 l'époque cataméniale, régulière jusque-là, fit défaut, et dans l'espace d'une quinzaine de jours, les symptômes de grossesse maux de cœur, se montrèrent comme dans ses grossesses précédentes, à la période suivante en novembre pas de règles et augmentation du volume du ventre. Le 12 décembreune seconde période manqua, les nausées et le développement de l'abdomen augmentant.

Prenant soigneusement en considération toutes les circonstances du fait, de concert avec M. Spencer Wells nous convînmes de faire l'opération le 20 décembre 1870. Il la pratiqua assisté par le Dr Legouest (de Paris), le Dr Bantoek, le Dr Shepherd, par mon frère et par moi. Une anesthésie complète à l'aide du chloro-méthyle fut entretenue par le Dr Day. Une incision de 5 pouces de long entre le pubis et l'ombilic mit à découvert un kyste de l'ovaire non adhérent, qui fut ponctionné.

Une grande cavité fut ainsi vidée. On ouvrit alors le kyste principal ; de plus petites poches furent rompues, et la totalité de la tumeur fut tirée en dehors sans qu'il s'écoulât une goutte de son contenu dans la cavité péritonéale. Un pédicule long et étroit venant du côté gauche fut serré dans un petit clamp, lequel fut fixé en dehors des parois abdominales. La malade perdit à peine du sang. L'ovaire droit était sain. L'utérus paraissait aussi gros qu'une noix de coco et M. Wells nous dit qu'il donnait la sensation d'un kyste à parois minces et qu'il se trouvait plus volumineux qu'il ne s'y était attendu au commencement du troisième mois de la grossesse.

La plaie fut réunie par des fils de soie passant à travers toute l'épaisseur des parois abdominales. Le liquide extrait mesurait 11 pintes 1/2, le poids du kyste et des matières solides était de 3 livres 1/4, en tout environ 15 livres.

J'ai peu à dire des suites de l'opération si ce n'est que la guérison fut rapide et complète. Le clamp fut enlevé et les selles se firent le huitième jour. La grossesse continua sans être le moins du monde impressionnée par l'opération, et un enfant bien portant vint au monde après un travail naturel, le 29 juillet 1871. La dame nourrit son enfant et se porta aussi bien qu'après ses accouchements antérieurs.

Obs. XXIV. — Spencer Wells (1).

Une femme mariée, âgée de 38 ans, mère de cinq enfants, dont la mère était morte d'hydropisie et d'une tumeur abdominale, me fut présentée en avril 1871, par le docteur Ross. Dix-huit ans auparavant, avant de se marier, elle avait remarqué l'existence d'une tumeur, en avait suivi les progrès, et, à chaque accouchement, avait observé qu'elle avait diminué pendant la gestation. Toutes les couches furent heureuses à l'exception d'une seule où le docteur Ross fit la version. Bientôt après la naissance de chaque enfant, la tumeur recommençait à se développer, mais jamais autant que dans les six derniers mois.

Mon diagnostic fut : kyste de l'ovaire, probablement dermoïde, grossesse au début. Le 4 mai, je pratiquai l'ovariotomie.

Une incision de 5 pouces à égale distance de la symphyse pubienne et de l'ombilic, mit à nu un kyste non adhérent qui fut ponctionné. Le tube fut immédiatement retiré car aucun liquide ne s'écoula ; en l'enlevant, il sortit une masse de cheveux et de graisse et une quantité de liquide ; une poche fut attirée au dehors, avec une anse d'intestin et un grand repli d'épyploon très vascularisé.

En séparant ce dernier de l'intestin, je découvris qu'il n'y avait pas de pédicule, la nutrition du kyste ayant été entretenue par les vaisseaux épiploïques et quelques gros vaisseaux situés près de l'appendice vermiculaire, où l'intestin paraissait épais et resserré plusieurs vaisseaux et replis de l'épiploon furent tordus ou liés, et les ligatures coupées à ras.

L'ovaire gauche était trois fois plus volumineux qu'à l'état normal, avec de larges vésicules et des taches opaques sur ses tuniques. Je me décidai à l'enlever. L'utérus était gros et semblable à un kyste (Cyst-Like), et, au second mois de la grossesse, la plaie intérieure fut fermée avec des sutures.

La portion solide du kyste pesait environ 2 livres ; il contenait moins 33 pintes de liquide.

Une grande quantité de cheveux déliés, de la matière grasse qui se solidifia par le refroidissement, en furent aussi extraites. Une certaine étendue de la paroi était, à l'œil nu, exactement semblable à la peau ; et, en d'autres endroits, cette paroi était incrustée da petites plaques osseuses. .

La convalescence ne fut pas interrompue, et, au mois de décembre, le docteur Ross m'écrivit que la malade avait été délivrée d'une fille,

(1) Loc. cit.

après un travail d'environ treize heures. Elle continua d'aller très bien était en bonne santé en mai 1872.

Obs. XXV. — Spencer Wells (1).

Une femme mariée de 29 ans, mère d'un enfant, me fut envoyée par le Dr Moore (d'Epswich) au commencement de cette année (1872), avec une tumeur dans le côté droit, reconnue comme appartenant à l'ovaire. Elle se portait assez bien, avait bonne mine, mais était amaigrie. La peau du ventre était tendue et cuisante, les vergetures très marquées. Il existait de la sensibilité à la pression, dans le flanc droit, avec fluctuation manifeste, mais pas de bruits de frottement péritonéal.

La percussion donnait en haut un son clair, changeant en mettant la malade dans différentes positions; dans la région lombaire, le son était mat dans le décubitus dorsal, clair dans le décubitus latéral. L'utérus était dans sa situation naturelle, le col mobile est mou, le museau de tanche étalé. Les règles avaient cessé trois mois auparavant, ayant été jusque là bien régulières. L'urine était limpide, acide, non albumineuse, mais chargée d'acide lithique.

La santé générale n'était pas ébranlée. Pouls à 100. Bruits du cœur normaux. Aucun antécédent héréditaire spécial.

Elle s'était aperçue qu'elle grossissait depuis douze mois et l'attribuait à la grossesse, mais elle eut des doutes en voyant revenir ses époques, et parce qu'à la fin du huitième mois elles n'étaient pas plus fortes qu'au troisième. C'est dans le côté droit qu'elle sentit d'abord la tumeur, où elle ne causait ni douleur, ni sensibilité, ni aucun symptôme particulier.

Dans le cours du dernier mois, elle avait rapidement grossi, et malgré que l'on eût découvert une grossesse à 4 mois, l'abdomen était si tendu, qu'à son admission à l'hôpital Samaritain, elle fut ponctionnée avec la lancette, et que plusieurs peintes de liquide furent extraites de la cavité péritonéale. Après cette ponction une petite tumeur dure, mobile, que je supposai être la partie solide d'un kyste multiloculaire qui s'était rompu, put être perçue, dans la région iliaque droite.

Le volume de l'utérus, l'état moelleux du col, l'absence des règles depuis trois mois, rendaient la grossesse presque certaine.

Le 13 mars, je fis l'ovariotomie, menant une incision de 5 pouces, entre l'ombilic et la symphyse pubienne ; 5 pintes environ de liquide clair s'échappèrent de la cavité péritonéale, et je sentis l'utérus absolument pareil à un kyste mince et tendu. A sa droite et en haut, existait

(1) Loc. cit.

une tumeur dure retenue par l'épiploon, qui y adhérait, séparée seulement par la trompe de Fallope du côté droit par le ligament large. Je transperçai ce ligament par une aiguille armée d'un fort fil de soie. Une grosse veine qui avait été piquée saigna abondamment, mais en serrant le fil de soie et liant le ligament large l'hémorrhagie s'arrêta. J'enlevai la tumeur avec le bistouri sans toucher à la trompe, et coupai au ras les chefs des ligatures, je n'ai pas recherché l'autre ovaire, car l'utérus était si tendu et si volumineux que je crus prudent de ne pas le troubler. Le cinquième jour, la plaie était guérie et les ligatures enlevées. La malade se rétablit sans aucune menace d'avortement, et accoucha le 27 mai d'un enfant peu développé après un court travail; elle alla bien depuis

La tumeur presque solide consistait en une masse de tissu fibreux blanc, infiltré par places d'un fluide épais et transparent, qui çà et là était réuni dans des alvéoles distendues. Mais, vers la partie supérieure, il y avait une cavité large et irrégulière, divisée par des cloisons incomplètes, tapissée d'une membrane lisse, et presque entièrement remplie de caillots de sang en partie organisés. Le pédicule long d'environ un pouce et demi, large d'un quart de pouce, était constitué par une double couche du péritoine contenant dans son épaisseur quelques vaisseaux et un peu de tissu cellulaire. Le grand diamétre de la tumeur mesurait six pouces et demi ; le petit diamètre, trois pouces et demi ; c'était une tumeur fibreuse de l'ovaire.

Obs. XXVI (résumée). — Spencer Wells (1).

Il s'agit d'une femme de 41 ans, enceinte de quatre mois et opérée en octobre 1876 d'une tumeur ovarienne pesant 7 livres. Les suites de l'opération furent des plus simples. Guérison. L'accouchement fut normal et eut lieu à terme en avril 1877.

Revue en juin de la même année, la santé était excellente.

Obs. XXVII (résumée). — Spencer Wells (2).

Femme de 28 ans, enceinte de quatre mois et opérée en novembre 1877 d'une tumeur pesant 10 livres. Guérison.

(1) Transactions, vol. XIX, 1877.
(2) Wolkmann's Sammlung, p. 109, 1078, n° 148,

Accouchement normal et à terme en avril 1878. Enfant vivant. Bonne santé en juillet 1878.

Obs. XXVIII. — Schrœder (1).

Femme B..., 22 ans, a déjà accouché deux fois. Actuellement au 16 novembre 1875, a vu ses dernières règles.

Le 2 février 1876, premier examen. L'utérus gravide est en rétroflexion, et sur lui repose une grosse tumeur ovarienne.

Le 14 mars 1876, on l'examine à nouveau et l'on voit que l'utérus, plus développé, s'est spontanément réduit sous le gros kystome.

Ovariotomie le 25 mai 1876. Opération à cours normal. Le pédicule est récliné. Guérison.

Le 31 août 1876, accouchement facile et heureux d'un enfant bien développé. Bonne santé absolue.

Obs. XXIX. — Schrœder (2).

Femme J..., 28 ans, est accouchée déjà deux fois, la dernière, le 7 novembre 1876. Aussitôt après, elle remarque une tumeur abdominale. Au commencement d'octobre 1877, elle a eu ses dernières règles. L'utérus est plus gros, mou, en rétroversion ; les annexes du côté droit sont faciles à sentir ; ceux du côté gauche passent au-dessus de la tumeur. Le kystome gros, évidemment fluctuant, remonte jusqu'au creux de l'estomac. Après avoir posé le diagnostic de tumeur ovarienne compliquée de grossesse, je fais l'ovariotomie le 27 janvier 1878. Des adhérences avec la paroi abdominale antérieure se laissent facilement détacher ; la section est faite avec beaucoup de lenteur. Pédicule allongé ; ligature double, réclinaison. Cours normal. Accouchement spontané au terme normal de la grossesse.

Obs. XXX. — Schrœder (3).

Femme J..., 24 ans, n'a jamais accouché. Depuis ses dernières règles, vues au commencement de mars 1876, le ventre a grossi très rapidement.

(1) Zeitschrift f. Gebürt, 1880, V Bd., 2 Heft, p. 383
(2) Ibid.
(3) Loc. cit.

Dans l'abdomen, on sent une tumeur fluctuante de la grosseur d'un utérus très développé. Sous elle et en arrière, on reconnaît l'utérus mou, correspondant au troisième mois de la grossesse. Les annexes du côté droit sont tendus au-dessus de la tumeur.

Ovariotomie le 25 mai 1878. Le pédicule est très long, et *tourné une fois sur son axe*. On le lie et on le récline. L'utérus remplit tout le petit bassin. Convalescence sans accidents.

Le médecin de la malade a l'obligeance de nous prévenir que, le 29 novembre 1878, l'accouchement s'est fait lentement, mais régulier et sans besoin d'intervention.

Obs. XXXI. — Schrœder (1).

Femme O..., a déjà eu cinq accouchements, le dernier le 23 août 1877. Déjà, lors de sa dernière grossesse, elle s'est trouvé beaucoup plus grosse qu'auparavant, et même, en dernier lieu, la sage-femme avait diagnostiqué une grossesse gémellaire.

Le 7 novembre 1877, elle vient me voir pour la première fois. Diagnostic : grosse tumeur ovarienne non compliquée. Elle refuse l'opération proposée.

Le 3 octobre 1879, elle revient avec son énorme tumeur ovarienne. Le 6 juillet, elle avait eu ses dernières règles. et l'utérus est mou et développé depuis cette époque. On sent l'ovaire droit, les annexes du gauche passent sur la tumeur.

Ovariotomie le 5 octobre 1879, simple et facile. Une seule petite adhérence. L'utérus gravide est mou et flasque avec des vaisseaux très gros.

La marche de la convalescence se fait régulièrement.

Le 4 février 1880, tout est normal. Deuxième position du sommet.

Le 13 avril, accouchement rapide et facile.

Obs. XXXII. — Laroyenne (2).

Kyste de l'ovaire et grossesse de quatre mois. — Ovariotomie. — Continuation de la grossesse. — Accouchement normal.

G..., 20 ans, domestique, entre à l'hôpital le 7 juin 1879. Vomissements, douleur vive dans le flanc droit.

(1) Zeitschr. f. geb., 1880, V Bd, 2 Heft.

(2) Archives de tocologie, octobre 1880.

Réglée à 15 ans. Mariée depuis sept mois. Suspension dans les règles depuis trois mois. Depuis un an remarque que son ventre augmente de volume. Pas de gène ni de douleur.

1er juin. Douleurs violentes, fièvre, vomissements.

Palpation pénible pour la malade, tendu, proéminent; tuméfaction fluctuante occupant le flanc gauche, l'hypogastre et le flanc droit où des parties solides paraissent accompagner les parties fluctuantes. Au-dessus du pubis, sensation d'une tumeur solide.

Matité dans la plus grande étendue de l'abdomen ; à la partie supérieure externe du flanc gauche, zone sonore se continuant vers les parties les plus déclives, et ne disparaissant pas avec les changements de position de la malade.

A droite même zone, avec les mêmes caractères, mais dans une étendue bien moindre.

Col non abaissé, mollesse marquée par du ballottement. Résistance légère des culs-de-sac ; unie au toucher, la palpation fait croire à un utérus gravide pour la tumeur médiaire.

Sensation de flot dans la plus grande partie de l'abdomen.

Pas de bruit de souffle à l'auscultation; seins plus volumineux, aréole foncée, liquide légérement lactescent à la pression.

M. le Dr Laroyenne pose le diagnostic kyste de l'ovaire, grossesse de trois mois.

Ponction capillaire, liquide coloré en rouge, on en retire 6 litres.

Bruit de souffle systolique est perçu dans la fosse iliaque gauche.

Vésicatoires, vomissements combattus par des boissons gazeuses et glacées, la péritonite localisée à droite s'enraye.

Le 5 juillet, nouvel examen.

Ballottement fœtal très marqué, plusieurs petits chocs perçus et dus selon M. Laroyenne, à la présence du kyste.

Ventre de forme bilobé.

Opération 7 juillet, lavage et pulvérisation phéniqués. Anesthésie par l'éther, incision, l'utérus ausculté donne un bruit de souffle intense (ce qui prouverait bien que c'est dans l'utérus qu'il a son siège). Ponction du kyste, liquide hématique, adhérences fortes à droite, cinq ligatures au catgut sur le pédicule qui est abandonné librement dans la cavité abdominale, toilette minutieuse, pansement de Lister.

Notons pendant l'opération une légère éraillure du péritoine utérin.

Deux heures après l'opération, douleurs intermittentes mais mal définies, injections de morphine.

Température, 37,6.

Le 9. Vomissements, injections sous-cutanées de 0,02 de morphine.

Le lendemain matin les vomissements ont cessé. Température vaginale, 37.9.

Le 27, la malade se lève.

Le 17 août, elle part sentant les mouvements de son enfant.

Le 9 décembre, accouchement anormal à terme.

Qu'il nous soit permis en passant de faire remarquer l'observation directe du bruit de souffle maternel perçu à l'aide du stéthoscope placé immédiatement sur l'utérus. Son lieu de production est donc bien celui qui a été indiqué et défendu naguère encore à l'Académie par notre excellent maître, M. le professeur Depaul.

Malgré des adhérences nombreuses de la tumeur à la paroi abdominale, la malade guérit sans accidents, dans l'observation suivante :

Obs. XXXIII. — Schmidt (1).

Femme de 25 ans, quartipare, est atteinte depuis sa dernière couche il y a sept mois d'un kyste ovarien. La tumeur fortement adhérente à la paroi abdominale antérieure est enlevée pendant le cinquième mois de la grossesse.

Traitement antiseptique : Pédicule lié avec de la soie ; et récliné. Guérison sans élévation de température. Le vingt-huitième jour, sortie. La grossesse suivit son cours normal.

Dans l'observation suivante, il est à noter que l'opérateur préféra pour bien assurer son diagnostic l'incision exploratrice à la ponction, cette incision exploratrice devant n'être au besoin dans l'esprit du chirurgien que le premier temps d'une ovariotomie possible. Cependant l'incision ne semble pas avoir beaucoup éclairé le diagnostic,

(1) Brit. med. journ., 1878, aug. 31.

car l'ovariotomie ne fut pas pratiquée de suite, et ce ne fut qu'après une ponction suivie d'accidents péritonéaux et devant la reproduction rapide du liquide que Galabin péra. Malgré ces conditions fâcheuses, l'opération réussit pleinement.

Obs. XXXIV. — (Galabin).

Ovariotomie au sixième mois de la grossesse sans interruption de celle-ci (1).

Une femme de 29 ans, s'était aperçue à la suite de ses deux dernières couches normales de la présence d'une tumeur dans l'abdomen. A l'époque où elle vint consulter l'auteur, le ventre présentait une circonférence supérieure à celle de la fin de la grossesse, et cependant elle ne ressentait aucun mouvement fœtal, et ne pouvait non plus préciser comment et depuis quand elle était enceinte puisqu'elle n'avait plus vu ses règles depuis son dernier accouchement. Urine sans albumine. Œdème considérable de la paroi abdominale. — Diagnostic : Kyste ovarien, avec grossesse de quatre à cinq mois, hydramnios douteuse. Cependant on se refuse à faire une ponction, et l'on se décide à tenter une incision exploratrice avec la pensée de faire l'ovariotomie au cas échéant.

Trois jours après, symptômes d'inflammation péritonéale avec dyspnée violente ; œdème plus considérable. L'urine renferme maintenant beaucoup d'albumine, et pendant la narcose, on sent par le vagin des mouvements fœtaux évidents. L'hydramnios étant rejetée, on fait une ponction qui, faite sous le spray, donne 10 litres de liquide qui, au microscope, offre les amas connus de cellules irrégulières, ce qui indique une tendance à la malignité. On peut alors sentir le fond de l'utérus à l'ombilic ; on entend aussi les battements du cœur. La malade sent aussi les mouvements du fœtus.

Quinze jours après on constate la réapparition du liquide, ce qui décide l'auteur à faire l'ovariotomie sous le spray, section abdominale très élevée, l'extrémité inférieure allant à l'ombilic où se trouve le fond de l'utérus. La ponction fournit 4 litres d'un contenu kystique hémorrhagique. La paroi interne du kyste de l'ovaire droit présentait des tumeurs papillomateuses ou d'autres petits kystes. Nombreuses adhé-

(1) Brit. med. journ., 1880, 15 mars.

rences voisines, le sang fourni par la périphérie de l'utérus est difficilement arrêté. La plaie est fermée avec des sutures de soie, pas de drain, l'opération dura 1 heure 3/4 par ce qu'il était survenu un accident au spray.

Dans les jours suivants pour éviter tout avortement on donne de l'opium en abondance. Le troisième jour, symptômes légers mais évidents de péritonite. Le septième jour on enlève les sutures de la plaie entièrement guérie.

Malgré une phlébite grave de la jambe gauche qui survint au quinzième jour et dura quelques semaines il n'y eut pas d'avortement. La femme accoucha à terme d'un enfant vivant. Rien de particulier.

L'auteur fait remarquer que dans ces différents cas d'ovariotomie et de laparotomie pratiquée pendant la grossesse, il y eut presque toujours avortement quand on opérait après le quatrième ou le cinquième mois.

Obs. XXXV. — Howitz (1).

Ovariotomie pendant la grossesse faite avec succès.

(Gynek. og. obstetr. Meddel, Bd. III, Heft 2, p. 12).

Paysanne de 40 ans, ayant déjà eu sept accouchements spontanés, le dernier il y a trois ans. Entre le quatrième et le cinquième accouchement, il y eut un avortement de deux mois. Actuellement, elle est enceinte de quatre mois. A côté de l'utérus gravide, on sent dans l'abdomen une tumeur de la grosseur d'une tête d'enfant, et que le palper fait reconnaître pour une tumeur de l'ovaire gauche. Laparotomie avec la méthode antiseptique de Lister, adhérences avec l'épiploon et les intestins ; le pédicule allongé est récliné. L'opération dure une heure environ. Le même soir, la température rectale est de 39,7, puis 39° ; au quatrième jour, plus de fièvre.

Trois semaines après, la malade eut une fièvre légère avec douleur dans la région iliaque gauche, où l'on peut constater une tumeur de la grosseur d'une noix, adhérente à l'utérus par un pédicule. Elle semble adhérente aux parois abdominales, puis au bout de quelques jours elle devint libre dans l'abdomen et la fièvre ainsi que la douleur cessèrent. L'auteur pense que c'était la base de l'ancien pédicule ; au début, elle

(1) Centralbl., n° 13, 1881.

s'était accolée au péritoine pariétal ; puis, le développement de l'utérus l'avait détachée, d'où léger processus congestif. La malade resta plus de deux mois en observation à l'hôpital, sans que la grossesse fut interrompue. La tumeur était une tumeur dermoïde.

Obs. XXXVI. — Kysnezow (1).

Ovariotomie au quatrième mois de la grossesse.

(Protocol. der Gesellsch. russi. Aerzte zu Petersb., 1881, 245).

Kysnezow opéra sous le spray d'alcool camphré. Kyste uniloculaire de l'ovaire gauche. Après l'opération, on trouve l'utérus très gros. L'ayant attiré en dehors de la plaie abdominale pour l'examiner plus à son aise, l'opérateur constata une grossesse de quatre mois, et le remit en place. Suture de la plaie abdominale et pansement avec alcool camphré. Guérison sans élévation de température.

C'est le deuxième cas d'ovariotomie en Russie, faite pendant la grossesse. Le premier a été traité avec succès par le professeur Krassowsky, il y a quelques années.

Nous ne croyons pas inutile de résumer brièvement, en les réunissant en tableau, les observations qui précèdent.

Il est plus aisé de voir ainsi d'un seul coup d'œil les résultats obtenus. La statistique devient ainsi plus claire.

On s'étonnera sans doute, comme nous l'avons fait nous-même, de ne pas trouver plus de mortalité à la suite de l'ovariotomie, pratiquée le plus souvent dans des conditions défavorables, indépendamment de celles mêmes qui résultent de l'état de gravidité de la femme, état dans lequel les traumatismes sont souvent mal supportés ou s'accompagnent de complications graves.

Nous trouvons en effet, au point de vue de la mortalité

(1) Centralbl., n° 14, 1881.

pour la mère, 4 morts sur 35 opérations ; et parmi ces 4 morts 2 sont très probablement inputables à la blessure de l'utérus que l'on s'est borné à suturer.

Pour la grossesse, c'est-à-dire pour l'enfant, la mortalité est bien plus élevée : 18 fois la grossesse fut interrompue soit presque immédiatement après l'opération, soit après un temps plus ou moins long.

En mettant à part les deux faits de blessure de l'utérus suivis de mort, 36 heures et 18 heures aprés l'opération, en laissant également de côté les quatre observations relatives à l'opération césarienne, nous voyons que l'avortement s'est produit 7 fois et l'accouchement prématuré 5 fois.

Restent enfin 17 observations suivies des résultats les plus heureux, aucune femme n'a succombé. Toutes sont accouchées à terme d'enfants dont l'état de santé n'est pas toujours indiqué, mais qui sont expressément déclarés vivants dans plusieurs observations.

Cette statistique portant sur 35 faits est-elle numériquement suffisante pour résoudre la question de l'opportunité de l'ovariotomie faite pendant l'état de gestation ? Elle pourrait l'être si elle était un résumé et une collection de tous les faits d'ovariotomie pratiquée dans ces conditions. Mais comme tant d'autres statistiques, nous craignons fort qu'elle n'exprime pas toute la vérité, et nous dirions volontiers d'elle ce que M. le professeur Verneuil disait au Congrès de Genève en étudiant cette importante question de l'influence réciproque de la grossesse et du traumatisme (1) :

« Malheureusement les statistiques dressées jusqu'à ce jour, dejà peu capables de résoudre la question générale de

(1) Revue des scien. médic., t. X, p. 576.

l'influence réciproque du gravidisme et du traumatisme sont plus impuissantes encore à répondre aux questions secondaires. Elles ont ce défaut capital d'être composées de faits épars, souvent trop sommaires et sans valeur réelle, colligés enfin avec une idée préconçue. Il faudra les remplacer par des statistiques intégrales, générales et partielles numériquement riches, si c'est possible, impartiales avant tout et *comprenant sans omission* les faits heureux et malheureux. Le nombre des observations actuellement connues est tout à fait insuffisant pour les besoins de la cause. »

1re Classe. — Ovariotomies. — Blessure de l'utérus.

1er Groupe

Numéros.	NOM de l'opérateur.	AGE de la malade.	EPOQUE de la grossesse.	DATE de l' ovariotomie.	POIDS de la tumeur.	ÉTAT de la tumeur.	Particularité de l'opération.	TRAITEMENT du pédicule.	RÉSULTATS pour la grossesse.	RÉSULTATS pour la femme.	Observations
2	Pollock.	?	?	28 août 1862.	?	Multiloculaire.	Suture de la plaie utérine avec des fils d'argent.	?	Interrompue.	Morte 36 heures après l'opération.	
3	Erskine Mason.	?	5 à 6 mois.	?	?	?	Suture de la plaie utérine avec le catgut.	?	Interrompue.	Morte 18 heures après l'opération.	

2e Groupe

Numéros.	NOM de l'opérateur.	AGE de la malade.	EPOQUE de la grossesse.	DATE de l' ovariotomie.	POIDS de la tumeur.	ÉTAT de la tumeur.	Particularité de l'opération.	TRAITEMENT du pédicule.	RÉSULTATS pour la grossesse.	RÉSULTATS pour la femme.	Observations
4	Spencer Wells.	24 ans	5 mois.	14 août 1865.	?	Multiloculaire.	Opération césarienne.	?	Interrompue.	Guérie, sortie le 24 septembre.	Accidents de péritonite après l'opération.
5	Hillas.	?	?	?	?	?	Opération césarienne. Sutures utérines avec fils d'argent.	Clamp.	Interrompue.	Guérie en six semaines.	
6	O. Lambert.	19 ans	8 mois.	15 janvier 1876	?	?	Opération césarienne. Suture utérine avec catgut.	Cautérisation au fer rouge. Recliné.	Interrompue.	Guérie en trois semaines	
7	Byford.	23 ans	6 mois 1/2.	?	?	?	Opération césarienne. Suture utérine avec des fils de soie.	Ligature avec de la soie. Recliné.	Interrompue.	Guérie.	Pas d'accidents.

2e Classe. — Ovariotomies sans blessure de l'utérus.

1er Groupe. — Interruption de la grossesse et mort.

Numéros.	NOM de l'opérateur.	AGE de la malade.	EPOQUE de la grossesse.	DATE de l'ovariotomie.	POIDS de la tumeur.	ETAT de la tumeur.	Particularité de l'opération.	TRAITEMENT du pédicule.	RÉSULTATS pour la grossesse.	RÉSULTATS pour la femme.	Observations
8	Spencer Wells.	38 ans	6e mois.	Mars 1876.	40 livres				Interrompue six heures après.	Mort le 7e jour.	Etat général mauvais au moment de l'opération.
9	Atlee.	?	2e mois.	Novembre 1850.	21 livres					Mort le 30e jour.	
				2e Groupe. — Interruption de la grossesse. Guérison.							
10	Burd.	25 ans	3e au 4e mois.	15 septembre 1846.	50 livres	Multiloculaire avec parties dures solides.		Lié en plusieurs points.	Avortement deux jours après.	Guérison le 15 novembre.	Péritonite au 20e jour.
11	Braun.	?	4e à 5e mois		?	?	Spray phéniqué méthode antiseptique rigoureuse.	Clamp.	Avortement deux jours après.	Guérie.	Ouverture d'un abcès pelvien dans la vessie le 25e jour.
12	Spencer Wells.	32 ans	7e mois.	3 août 1872.	36 livres	Multiloculaire.		Clamp, puis suture.	Accouchement prématuré 24 heures après.	Guérison.	Nouveaux accouchem. en 1873,1876. Grossesse en 1877.
13	Péan.	36 ans	4 mois 1/2.	Juin 1876.	?	?	?	Lié, puis fixé à l'angle inférieur de la plaie.	Avortement le 5e jour.	Guérison.	

2e Classe. — 2e Groupe (suite).

Numéros	NOM de l'opérateur.	AGE de la malade	ÉPOQUE de la grossesse.	DATE de l' ovariotomie.	POIDS de la tumeur.	ÉTAT de la tumeur.	Particularité de l'opération.	TRAITEMENT du pédicule.	RÉSULTATS pour la grossesse.	RÉSULTATS pour la femme.	Observations
14	Schrœder.	36 ans	7 mois.	30 avril 1878	?	?			Accouchem. prématuré quatre jours après.	Guérison.	Accidents fébriles pendant la convalescence.
15	Pippingskjoeld.	41 ans	9 mois (?)	8 mars 1879.	6 kilogr.	?		Récliné, lié onze fois.	Interrompue. Enfant mort, de 2 kil. 500.	Guérison.	Complication d'ascite
16	Schrœder.	29 ans	4 mois.	30 octobre 1876	?				Avortement le 13e jour.	Guérison.	Douleurs violentes à l'occasion de nouvelles grossesses en 1877 et 1879.
17	Spencer Wells.	27 ans	7 mois.	Décembre 1876	6 kilogr.	?			Accouchement prématuré 25 jours après.	Guérison.	
18	Whyte.	?	?		?				Accouchem. d'un enfant mort 3 mois après.	Guérison.	
19	Schrœder	34 ans	4 mois.	31 janvier 1880		Double.	Décortication difficile à cause des adhérences existant partout.		Avortement 7 semaines après.		Péritonite quatre ans auparavant par torsion du pédicule et arrachement.

2e Classe. — 3e Groupe. — Continuation de la grossesse. Accouchement à terme.

Numéros	NOM de l'opérateur.	AGE de la femme.	ÉPOQUE de la grossesse.	DATE de l'opération.	POIDS de la tumeur.	ÉTAT de la tumeur.	Particularité de l'opération.	TRAITEMENT du pédicule.	RÉSULTATS pour la grossesse.	RÉSULTATS pour la femme.	Observations
20	Atlee	?	2 mois.	?	?	?	?	?	Accouch. à terme.	Guérison.	
21	Marion Sims	33 ans	3e mois.	Avril 1862	?	?	?	?	Accouch. à terme. Enfant vivant.	Guérison.	Grossesse et accouchement normaux 18 à 20 mois plus tard.
22	Spencer Wells.	36 ans	3e mois.	14 août 1869	37 livres	?	Adhérences avec l'épiploon.	?	Accouchée le 18 février 1870. Enfant vivant.	Guérison en 28 jours.	Accouchement normal
23	Spencer Wells.	28 ans	3e mois.	2) décembre 1870	15 livres	Multiloculaire.	?	?	Accouchée le 29 juillet 1871, à terme.	Guérison.	
24	Spencer Wells.	38 ans	3 mois.	Mai 1871	19 kilog.	Dermoïde.	?	Clamp.	Accouchem. à terme en décembre 1871.	Guérison.	
25	Spencer Wells.	29 ans	4 mois.	13 mars 1872	5 kilog.	Presque solide.	?	?	Accouch. à terme en mai 1872.	Guérison.	
26	Spencer Wells.	41 ans	4 mois.	Octobre 1876	7 livres	?	?	?	Accouch. à terme.	Guérie.	Bon état ultérieur.
27	Spencer Wells.	28 ans	4 mois.	Novembre 1877	10 livres	?	?	?	Accouch. à terme. Enfant vivant.	Guérie.	Id.
28	Schrœder.	22 ans	6 mois.	25 mai 1876	?	?	Opération normale.	Recliné.	Accouch. à terme le 31 août. Enfant vivant.	Guérie.	L'accouchement est facile.

2e Classe. — 3e Groupe (suite).

Numéros	NOM de l'opérateur.	AGE de la femme.	ÉPOQUE de la grossesse.	DATE de l'opération.	POIDS de la tumeur.	ÉTAT de la tumeur.	Particularité de l'opération.	TRAITEMENT du pédicule.	RÉSULTATS pour la grossesse.	RÉSULTATS pour la femme.	Observations
29	Schrœder.	28 ans	3 m. 1/2.	27 janvier 1873	?	?	Adhérences molles à la paroi abdominale.	Double ligature. Recliné.	Accouch. à terme.	Guérison	
30	Schrœder.	24 ans	2 mois 1/2 à 3 mois	25 mai 1878	?	?	?	Ligature. Recliné.	Accouch. à terme le 29 novembre 1878.	Guérie.	Le pédicule était tordu.
31	Schrœder.	?	3 mois 1/2 à 4 mois.	5 octobre 1879	?	?	Une seule petite adhérence.	?	Accouch. facile le 13 avril 1879.	Guérie.	
32	Laroyenne.	20 ans	4 mois.	7 juillet 1879	?	?	Forte adhérence à droite.	Cinq ligatures avec le catgut. Pédicule abandonné dans le ventre.	Accouch. le 7 décembre à terme.	Guérison. Se lève le 27 juillet.	
33	Schmidt.	25 ans	5e mois.	?	?	?	Fortes adhérences à la paroi abdominale.	Pédicule lié avec de la soie et recliné.		Sortie guérie le 28e jour.	Pas de fièvre.
34	Galabin.	29 ans	6e mois.	?	?	Multiloculaire.	Section abdominale très élevée.	?	Accouch. à terme. Enfant vivant.	Guérie.	Légers accidents de péritonite phlébite de la jambe gauche au 15e jour.
35	Howitz.	40 ans	4 mois.	?	?	Dermoïde.	?	Pédicule recliné.		Guérie.	Légers accidents fébriles.
36	Kysnezow.	?	4 mois.	?	?	Uniloculaire.	?	?		Guérie.	

INDICATION ET CONTRE-INDICATION DE L'OVARIOTOMIE.

Il ne suffit pas de montrer, et nous espérons l'avoir fait, que l'ovariotomie pratiquée pendant le cours d'une grossesse peut être suivie d'un succès complet, comme le prouvent les exemples compris dans la dernière catégorie d'observations que nous venons de citer, pour être en droit de conseiller d'emblée l'opération radicale à toute femme qui devient enceinte alors qu'elle est atteinte déjà d'un kyste ovarique.

Le même traitement ne doit pas être applicable à tous les cas. Ceux-ci peuvent être, croyons-nous, divisés en :

1° Cas où l'ovariotomie ne doit pas être proposée ;

2° Cas où l'ovariotomie peut être proposée ;

3° Cas où l'ovariotomie s'impose.

1° *Cas où l'ovariotomie ne doit pas être proposée.*—Toutes les fois que la grossesse sera arrivée sans accident presqu'au terme de son cours, et que la tumeur ovarique déjà ancienne n'aura pas subi, pendant la durée et sous l'influence de la grossesse, d'accroissement rapide, il nous semble que l'ovariotomie ne doit pas être proposée : telle devra être « a fortiori » la conduite du chirurgien si l'état de la femme est bon et si le kyste paraît liquide, uniloculaire ou pauci-loculaire.

On serait toujours à même, en pareille circonstance, de pratiquer une ponction palliatrice au moment du travail s quelque obstacle à l'accouchement survenait qui fût lié à la présence de la tumeur. Il n'y a donc pas urgence d'intervenir.

Rappelons-nous, en effet, les conseils formulés par M. le professeur Verneuil au congrès de Genève : « L'intervention chirurgicale n'est point interdite pendant la grossesse, mais elle est soumise à des règles particulières. On ne doit agir, chez la femme enceinte, qu'avec la plus grande réserve, et parfois refuser absolument l'opération ; mais s'abstenir systématiquement, dans tous les cas, serait également une faute grave. »

Et plus loin, le savant professeur écrit : « S'abstenir autant que possible dans les affections que le gravidisme n'influence pas et qui, réciproquement, ne compromettent qu'indirectement la grossesse et la parturition. »

Pour les cas auxquels nous faisons allusion, s'abstenir sera la règle, et la ponction suffira d'ordinaire à parer aux accidents légers qui pourront survenir.

Quant à l'opération radicale, il serait plus favorable de ne l'exécuter qu'un temps assez long après l'accouchement, alors que l'involution utérine et la disparition des modifications imprimées à l'organisme de la femme par le fait de la grossesse, seraient également effectuées ; on peut également se trouver en face de tumeurs solides, fortement enclavées dans le bassin, et dont, par suite, l'extirpation est impossible. L'avortement et l'accouchement prématurés doivent être réservés à ces seuls cas.

2° *Cas où l'ovariotomie peut être proposée.* — Une femme présente un kyste ovarique peu volumineux. Survient une grossesse, et rapidement le kyste prend un accroissement notable. Bientôt, quelques accidents de compression, dus au développement rapide du ventre, apparaissent : douleurs, dyspnée, suffocation, etc...

Il est probable qu'une ponction n'amènera qu'un soulagement de courte durée; on pourra cependant y avoir d'abord recours. Mais si bientôt le liquide s'accumule de nouveau dans le kyste, ou si cette première ponction a démontré que le kyste était multiloculaire, et qu'à côté de parties liquides il existait une forte proportion d'éléments solides, nous pensons qu'on doit avoir, le plus tôt possible, recours à l'ovariotomie.

Les chances de salut sont assez grandes pour que l'opération soit proposée. Il semble résulter des faits observés que l'opération aura d'autant plus de chance de réussir qu'elle sera pratiquée plus tôt. C'est en général du troisième au cinquième mois de la grossesse que l'ovariotomie a été exécutée.

Sur les 17 opérations non suivies d'avortement que nous avons relatées plus haut, l'ovariotomie a été pratiquée :

1 fois à 2 mois par Atlee.

1 fois à 2 mois 1[2 par Schrœder.

5 fois à 3 mois par Schrœder Sims et Spencer Wells.

1 fois à 3 mois 1[2 par Schrœder.

6 fois à 4 mois par Spencer Wells, Schrœder, Laroyenne, Howitz et Kysnezow.

1 fois à 5 mois par Schmitt.

2 fois à 6 mois par Schrœder et Galabin.

L'accouchement s'est produit prématurément au contraire dans 4 cas, de Spencer Wells, Schrœder, Pippinskjoeld, alors que l'ovariotomie avait été pratiquée dans le septième et le huitième mois.

On comprend que plus l'organisation de l'utérus sera avancée et plus aussi la contractilité de l'organe mise en jeu aura chance d'amener rapidement des phénomènes de travail.

3° *Cas où l'ovariotomie s'impose.* — Les symptômes menaçants qui résultent de l'inflammation du péritoine, de la rupture du kyste, de la torsion de son pédicule, de sa suppuration, constituent autant d'indications de faire immédiatement l'ovariotomie. En pareil cas, nous l'avons vu, Spencer Wells et Schrœder ont sauvé leurs malades. L'ovariotomie s'imposera tout aussi fatalement lorsqu'un kyste mutiloculaire, ou à liquide épais, colloïde, aura pris un développement tel que des accidents intenses de compression, de suffocation, mettront les jours de la malade en danger.

Il en serait de même si l'on avait affaire à un kyste dermoïde dont les rapports avec la filière pelvienne sembleraient être la cause de difficultés au moment de l'accouchement.

La perspective d'une embryotomie laborieuse qu'il faudrait pratiquer alors, les dangers d'inflammation qui succèdent si souvent aux contusions subies par le kyste de la part du fœtus, même réduit, dont on tente l'extraction, doivent toujours être présents à l'esprit du chirurgien et le décider à intervenir.

Nous aurions voulu en terminant pouvoir formuler quelques règles d'opération relativement au siège de l'incision, au traitement du pédicule, etc...

Mais il nous eût fallu pour le faire, à défaut d'une compétence qui nous manque, un nombre plus considérable d'observations détaillées. La plupart du temps, en effet, les auteurs sont muets sur les particularités qui se sont présentées au cours de leurs opérations. Nous ne pouvons faire qu'indiquer en quelques lignes les points sur lesquels il faudrait écrire un chapitre.

Siège de l'incision. — Olshausen (1) donne le conseil de pratiquer l'incision, non pas sur la ligne médiane, mais latéralement de façon à tomber sur le milieu du kyste et à éviter autant que possible l'utérus habituellement déjeté de côté, refoulé par le kyste, à moins qu'il ne soit placé derrière lui.

Il peut être utile, comme l'a fait Galabin (2), de faire partir l'incision de l'appendice xiphoïde et de ne la conduire que jusqu'à l'ombilic, de façon à ne pas intéresser la région de la paroi abdominale avec laquelle l'utérus pourrait venir se mettre en rapport dans une grossesse de cinq à six mois, et surtout de façon à ne pas blesser cet organe ; que si par malheur l'instrument tranchant avait porté sur le tissu utérin, nous croyons que la section césarienne devrait être immédiatement pratiquée. L'exemple des succès obtenus en pareille circonstance par Spencer Wells, Lambert, Hillas, Byford, et l'enseignement qui découle des insuccès que la simple suture de la plaie utérine a donné à Pollock, Erskine Mason entre autres, fait qu'il n'est pas permis d'hésiter en face d'un accident de ce genre. Il serait bon d'assurer l'écoulement des lochies en plaçant un cathéter dans le col utérin, ainsi que l'ont fait Lambert et Byford.

L'ovariotomie pratiquée d'urgence pour remédier aux accidents résultant de la rupture du kyste sera accompagnée d'une toilette très complète du péritoine. Nous n'insistons pas sur ce point qui, pas plus que les autres précautions antiseptiques à prendre, n'ont rien de spécial à l'ovariotomie faite pendant la grossesse ?

Traitement du pédicule. — Que fera-t-on du pédicule ?

(1) Billroth. Handbuch; II Abschnitt, p. 99.
(2) Observ. cit.

Le fixera-t-on à l'aide du clamp à l'angle supérieur de la plaie ?

L'abandonnera-t-on dans la cavité abdominale après l'avoir simplement lié, ou l'avoir cautérisé au fer rouge ?

Plusieurs méthodes ont été employées et toutes ont donné d'heureux résultats.

Hillas, Braun, Spencer Wells ont eu recours au clamp et ont sauvé leurs malades.

Les partisans de l'abandon, après ligature, du pédicule dans la cavité abdominale sont plus nombreux.

O. Lambert après avoir lié le pédicule cautérisa la surface de section de celui-ci, puis abandonna le moignon dans la cavité péritonéale.

Byford, Burd, Pippingskjoeld, Schrœder, Laroyenne, Schmitt, Galabin, Howitz, ont également abandonné le pédicule après l'avoir étranglé par une ou par plusieurs ligatures. Les résultats obtenus dans les 11 observations de ces auteurs où le traitement du pédicule est indiqué furent excellents.

Sans vouloir discuter d'une façon approfondie les avantages du clamp et ceux de la ligature perdue, nous devons cependant indiquer en quoi cette question est intéressante en nous plaçant au point de vue plus spécial qui nous occupe ; il nous semble *a priori* que la ligature perdue favorisant la réunion immédiate des lèvres de la plaie expose moins la femme à l'avortement et l'accouchement que le clamp.

Avec lui la plaie abdominale sera moins rapidement fermée et on aura plus de chances de voir se développer autour d'elle des accidents inflammatoires qui retentiront d'une façon plus ou moins désastreuse sur la grossesse.

Ce n'est pas tout. Le pédicule (à moins qu'il ne soit suffisamment long) soudé à la paroi adominale et fixant ains d'une façon médiate l'utérus à cette paroi peut être tiraillé. L'utérus sera gêné dans son développement et il est à craindre que des douleurs plus ou moins vives ne viennent tourmenter les malades pendant les derniers temps de leur grossesse, ou durant le cours de grossesses ultérieures. La gêne éprouvée par l'utérus dans son développement pourrait-elle avoir des conséquences plus graves encore? Est-il irrationnel de croire que l'avortement puisse être la conséquence des tiraillements auxquels serait soumis l'utérus de la part du pédicule fixé solidement à la partie abdominale?

Nous ne pouvons qu'émettre avec réserve cette hypothèse, ne pouvant pour le moment l'appuyer sur des faits cliniques assez nombreux.

Il semble que dans le fait suivant la brièveté et la fixité du pédicule aient entraîné des accidents graves de dystocie et finalement la mort de la femme et celle de l'enfant.

Obs. XXXVII (résumée). — Atlee (1).

Il s'agit d'une jeune femme qui avait subi l'opération de l'ovariotomie; un petit trajet fistuleux était resté au point d'application du clamp. Un an après l'opération, cette femme se maria et devint rapidement enceinte. Au moment de l'accouchement, le travail marcha avec une grande lenteur, la dilatation s'effectua péniblement. Il fallut chercher à aider la femme. Une application de forceps ne put extraire l'enfant. Il succomba ainsi que la mère. A l'autopsie, on trouva l'utérus fixé à la cicatrice ancienne par un pédicule très court. L'auteur pense que la dystocie, dans ce cas, provient des contractions irrégulières de l'utérus ainsi fixé.

(1) Americ journal of the med. scienc., avril 1880.

Olshausen (1) prétend en effet que la présence du pédicule entre les lèvres de la plaie agit d'une façon doublement fâcheuse. Elle est par elle-même une cause possible d'infection, et en second lieu elle force à ne fermer qu'incomplètement la cavité abdominale, laquelle se trouve exposée par suite à l'infection.

Spiegelberg (2) ne partage pas cette façon de voir. Pour lui le clamp, quoique moins élégant que l'autre méthode, serait plus exempt qu'elle d'accidents à longue échéance. Il convient cependant que l'angle inférieur de la plaie suppure souvent, que l'incision abdominale est plus longue à guérir, et qu'une large cicatrice favorisant les éventrations s'observe souvent. En France une discussion importante s'est élevée à la Société de chirurgie, en 1879, à propos d'une malade opérée avec succès par M. le docteur Tillaux. Cet habile opérateur avait réduit dans l'abdomen le pédicule de la tumeur ovarienne. Le professeur Duplay, M. Boinet ne se montrèrent pas partisans de cette manière de faire qu'ils réservent pour les seuls cas où le pédicule est trop court pour pouvoir être attiré sans de forts tiraillements jusqu'entre les lèvres de la plaie.

Au contraire MM. Labbé et Terrier préfèrent rentrer dans l'abdomen après l'avoir lié avec le catgut le pédicule long, et avoir étranglé en plusieurs fois avec de la soie phéniquée le pédicule court et épais. On obtient de la sorte plus rapidement la guérison.

(1) Billroth's. Handbuch der Franen krank., VI, 1877, p. 288.
(2) Berlin. klin. Wochensch., nº 18, p. 253, 5 mai 1879.

CONCLUSIONS.

Arrivé au terme de l'étude que nous avons entreprise, nous croyons pouvoir la résumer dans les conclusions suivantes :

1° L'ovariotomie peut être pratiquée pendant la grossesse, sans que celle-ci soit interrompue.

2° Elle sera proposée toutes les fois qu'il s'agira d'un kyste à développement rapide, d'un kyste multiloculaire, d'un kyste contenant des matières colloïdes, ou d'un kyste dermoïde, alors que la grossesse ou l'accouchement semblent devoir être entravées par sa présence.

3° L'ovariotomie sera pratiquée chaque fois que des accidents graves d'inflammation, de suppuration, de rupture du kyste, de torsion du pédicule, de péritonite surviendront, soit à la suite d'une ponction, soit spontanément.

4° L'ovariotomie sera, autant que possible, pratiquée de bonne heure, c'est-à-dire du deuxième au quatrième mois de la gestation.

5° Le siège de l'incision, sa direction, seront déterminées d'après la situation et le volume de l'utérus, on s'efforcera de ne pas faire correspondre le siège et l'incision avec la situation occupée par l'utérus gravide.

6° Si par hasard l'utérus était blessé pendant l'opération on devrait, séance tenante, pratiquer l'opération césarienne.

7° Le meilleur traitement du pédicule paraît être son abandon dans la cavité abdominale.

Paris. — Typ. A. Parent, imprimeur de la Faculté de médecine, rue M.-le-Prince, 31.
A. Davy, successeur.

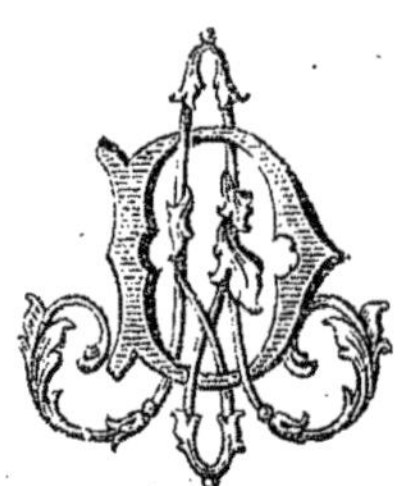

www.ingramcontent.com/pod-product-compliance
Ingram Content Group UK Ltd.
Pitfield, Milton Keynes, MK11 3LW, UK
UKHW021635260726
13994UKWH00003B/1192

9 782329 157658